건강을 잃으면
　천하를 잃은것이다

　김　의신
　金　義信

　E. Edmund Kim

암에 지는 사람,
암을 이기는 사람

암에 지는 사람,
암을 이기는 사람

김의신 지음

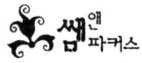

건강하게 태어나는 것은 운명이지만,
건강하게 사는 것은 자신의 노력에 달렸다.

개정판을 내면서

몸을 살리는
오래된 지혜

"10년이면 강산도 변한다."는 말이 있다. 그런 세월이 흐르는 동안 내가 쓴 《암에 지는 사람, 암을 이기는 사람》도 많은 이에게 닿았다. 어느덧 12년이 지났고, 그 시간 동안 수많은 암환자나 가족들이 이 책을 통해 용기와 힘을 얻었다는 이야기를 들었다. 어떤 분들은 책이 단순한 정보가 아니라 삶을 바꾸는 계기가 되었다고 했다. 그런 이야기를 접할 때마다 깊은 감사와 책임감을 느꼈다. 그래서 한층 더 많은 도움을 주고자 개정판 '무병장수 에디션'을 내놓게 되었다.

암은 마치 끝없이 변하는 미로 같다. 다양한 원인이 얽혀 있고, 계속해서 생물학적 변화를 거듭하며, 사람마다 다르게 나타난다. 지금도 여전히 불치의 만성 전신병이기에, 우리는 암과 싸우는 방법을 계속해서 배우고 있다. 나는 의사로서 면역치료와 통합적인 접근이 중요하다는 점을 강조해왔다. 과거에는 항암제를 이용해 암세포를 완전히 제거하는 것이 목표였다면, 최근에는 암세포의 돌연변이와 내성을 억제하고, 항암치료의 부작용을 줄이는 방향으로 나아가고 있다. 단순히 병을 치료하는 것이 아니라 환자의 생존율과 삶의 질을 함께 고려하는 것이 더욱 중요한 시대가 되었다.

이번 개정판에서는 암 예방을 위한 생활습관을 더욱 강조했다. 건강한 몸을 유지하려면 올바른 음식, 적절한 운동, 충분한 수면, 건강한 정신, 그리고 깨끗한 환경이 필수적이다. 우리 몸은 마치 잘 조율된 오케스트라처럼 작동한다. 너무나 정교하게, 그리고 치밀하게 창조되어 유익한 것과 해로운 것이 균형을 이룰 때 건강이 유지된다. 만약 어느 한 요소가 너무 많거나, 반대로 부족하면 조화가 깨지고 병이 찾아온다. 절제하는 생활이 중요한 이유가 여기에 있다.

또한 우리는 사회적 관계 속에서 살아가는 존재다. 사람들과의 관계가 원활하지 않으면, 그 스트레스가 건강에도 영향을 미친다. 따뜻한 관계, 긍정적인 교류, 함께 나누는 삶이 결국 몸과 마음을 건강하게 만든다.

우리가 살아갈 수 있는 시간은 길어야 120년이다. 이 한정된 시간 속에서 건강을 잃으면, 행복하고 보람된 삶을 유지하기 어렵다. 기대수명이 늘어난 만큼, 만성질환과 함께 살아가야 하는 시간이 길어질 수도 있다. 하지만 암에 걸리더라도 조기 진단과 적절한 관리를 통해 삶의 질을 충분히 높일 수 있다.

나는 암과 싸우는 모든 환자, 그리고 그들을 돌보는 가족과 의료진에게 용기와 희망을 전하고 싶다. 병의 치료는 전문가에게 맡기되, 환자 스스로도 영양 가득한 식사, 충분한 수분 섭취, 규칙적인 운동, 양질의 수면을 통해 몸을 돌봐야 한다. 그것이 건강을 지키는 가장 기본적이면서도 강력한 방법이다.

이 책이 여러분에게 작은 등불이 되길 바라며, 여러분의 건강과 평안을 위해 기도한다.

서울대학교병원
김의신

차례

개정판을 내면서 몸을 살리는 오래된 지혜   007
시작하며 한국인 암환자의 치유성적이 유독 저조한 이유   013

PART 1
세계 최고의 암센터 엠디 앤더슨 이야기

검사 환자보다 조폭 환자가 더 잘 낫는 이유	021
암 때문이 아니라 굶어서 죽는 암환자들	029
한국인 환자는 한국인 의사가 잘 고친다	038
1%의 기적은 마음이 만든다	047
얼마나 살지 묻지 말고, 어떻게 살지 고민하라	051
농담하는 사람 vs. 대성통곡하는 사람	058
거짓말 같은 기적을 만들어낸 아름다운 사람들	065
통합진료 시스템, 의료환경의 미래 비전	070
엠디 앤더슨의 의사들은 왜 소송에서 일부러 져주나?	074
우리 사회는 암과 '함께' 가야 한다	078
종교와 의학은 영성을 공유한다	085
현재진행형 암환자들의 봉사활동	091
기부로 세우는 아름다운 전통	096
"나는 죽음에 감사해."	105

PART 2
작은 습관만 바꿔도 암을 예방하고 치유할 수 있다

흰쌀밥의 화학성분은 SUGAR	113
우울한 태도는 시작부터 지는 싸움이다	120
바이러스가 암을 만든다	125
암세포가 살 수 없는 몸을 만드는 법	133
걷는 시간만큼 건강수명도 길어진다	141
이렇게 건강을 유지하고 있습니다	150
풋볼 선수들을 죽음에 이르게 한 염증	155
면역력이 무너지면 모든 것이 무너진다	161
분수에 맞게 살면 크게 아플 일도 없다	170
암의 특징은 전 세계 인구의 숫자만큼 다양하다	175
암보다 무서운 알츠하이머와 혈관성 질환	180
이메일이 하루에 2,000통씩 쏟아지는 이유	186
우리의 몸은 어떻게 작동하는가	191
뇌가 젊은 사람들의 특징	196
60세를 넘으면 나이는 숫자가 된다	200

PART 3
올바른 믿음으로 의로운 길을 가다

아버지의 조언   209
월남전에서의 첫 수술이 내게 가르쳐준 것들   214
준비된 영어가 열어준 기회   219
더딜지언정 멈추지 않는다   225
선구자를 만나면 길이 열린다   231
암치료와 인문학의 상관관계   241
함께 배우고 나누는 기쁨   246
건강할 때 준비해두는 나의 유언장   249
타인에게 용기를 주는 삶   258
죽음을 두려워하지 않은 거인   265
생명은 신이 주관하는 영역이다   271
스쿨버스 운전사 제럴드   277
달팽이 걸음으로 삶을 온전히 걸어가라   283

마치며 환자들이 베풀어준 선물 같은 시간들   289

시작하며

한국인 암환자의
치유성적이
유독 저조한 이유

"김 박사님, 저 좀 엠디 앤더슨 M. D. Anderson Cancer Center에 데려가주세요. 살려주십시오."

새벽 6시. 나의 지인을 통해 연락처를 알게 되었다는 한 암환자에게서 전화가 걸려왔다. 밤새 진통을 견디며 아침이 밝기만을 기다렸을 심사가 애잔해 상냥한 목소리로 이런저런 상태를 체크했다. 서울의 대형 병원에서 진료한 기록이 있는 중년의 췌장암 말기 환자였다. 그는 미국 병원에만 가면 자신의 암이 무조건 치료될 거라고 굳게 믿고 있는 눈치였다. 어쩐지 시골에 사는 할머니, 할아버지들이 서울에 있는 병원에 입원하면 병이 다 낫는다고 생각하는 맹목적인 믿음과 닮아 있어 씁쓸했다.

지난 15년간 학술 세미나 참석을 위해 한 해에 두 번씩 봄가을로 한국을 찾았다. 서울대와 경희대 등 여타 의대에서 후배들을 만나 강의도 했고, 도저히 뿌리칠 수 없는 매체 두세 곳과 인터뷰를 하거나 방송에 출연하기도 했다. 그 사이에 틈틈이 암을 주제로 한 시민강좌에도 여러 번 참석해 암과 질병에 관련된 잘못된 상식에 대해 강의했다. 그러다 보면 하루, 일주일, 한 달이 훌쩍 지나가고 늘 이른 시간에 나가 늦게 귀가하는데, 가끔 그 시간에 숙소까지 찾아오는 사람도 있었고 새벽같이 전화를 걸어오는 사람도 많았다.

솔직히 말해 한국 병원의 의료장비는 미국 병원들보다 훨씬 좋다. 수술 실력 역시 한국인 의사들이 단연 뛰어나다. 최근 들어 '미국 최고의 의사 The Best Doctors of America'로 선정되는 의사들 가운데 한국인 의사들이 매우 많은 것만 봐도 알 수 있는 사실이다. 이렇게 뛰어난 의료장비와 실력 있는 의사를 놔두고 굳이 미국으로 오겠다는 암환자들이 왜 이렇게 많을까? 나는 이렇게 말하면서 그들을 만류했다.

"환자분, 지금 치료받는 병원의 전문의 말을 믿고 지시하는 치료에 잘 따르세요."

암의 원인은 아직 상당 부분 미지수다. 암을 일으키는 요인의 수가 너무 많아서 하나의 답을 도출할 수 있는 단계가 아니다. 그래서 아무리 많은 돈을 내도 암을 100% 치료해주는 병원은 지상에 존재하지 않는다. 다만 믿음으로 기적을 만드는 사람들은 있다. 겸손하고 신앙이 깊은 사람, 반드시 살아서 할 일이 있는 환자들은 간절함으로 기적을 만들어냈다. 여기서 내가 말하는 '기적'은 완치가 아니라 암의 진행이 멈춰서 더는 나빠지지 않는 상태를 말한다.

엠디 앤더슨 암센터에서 30년 넘게 지켜본 결과, 한국인 암환자의 치유성적이 유독 저조했다(정확한 통계자료가 있는 것은 아니고 내가 경험한 바에 따르면 그렇다는 말이다). 또한 그곳으로 찾아온 환자들의 이야기를 들어보면 한국 의료계에 대한 한국 환자들의 오해가 상당한 것 같다.

신이 만든 인간의 몸은 아주 신비해서, 단 하나의 약이나 한 가지 처방만으로 깨진 몸의 균형을 회복할 수는 없다. 나는 그동안 이 주제에 대해 신문, 방송을 통해서 '엠디 앤더슨에 온다고 암이 다 낫는 것은 아니다'라고 수도 없이 이야기했다.

하지만 아무도 믿지 않고 또 기억하지 않는 눈치다. 질병과 암에 관한 소문만 무성하지, 진실을 찾고 그것을 자신의 결정의 근거로 삼으려는 움직임이 별로 없어 보인다. 의사로서 그런 모습을 지켜보는 마음은 한없이 안타깝다. 그래서 나는 다음과 같은 2가지 이유 때문에 이 책을 쓰기로 마음먹었다.

첫째, 내가 겪은 의료현장의 이야기가 독자 여러분의 병을 치료하거나 치료방침을 정할 때, 올바른 결정을 내리는 데 일조했으면 한다. 무엇보다 병의 이치를 제대로 알아야 현명하게 극복할 수 있다.

둘째, 힘든 고비를 여러 번 건너면서 여기까지 오고 보니, '어떻게 하면 건강하게 살고, 암을 예방할 수 있는가?'라는 질문의 답이 보인다. 특히 한국의 일부 암환자들이 흰쌀밥을 먹고 채식에 몰두하는 부분에는 심각한 모순이 있다.

또한 병을 감정으로 대하지 않는 태도 역시 중요하다. 《멈추면, 비로소 보이는 것들》이라는 책을 감동적으로 읽었다. '멈추면 보인다'는 말은 종교를 떠나 이 세상의 모든 사람에게 통하는 진리다. 병을 다스리는 일도 그렇다. 잠시 멈춰서 냉정하게 따져봐야 길이 보인다. 감정적인 접근은 괜한 스트레스를 부른다. 그런 식으로 병을 더 키우는 어리석은 일은 하지 말아야 한다.

나는 열 살 때 한국전쟁을 겪었고, 스물다섯 살 때 2년간 베트남 전쟁에 군의관으로 참전했다. 그곳에서 총탄과 폭격의 굉음은 물론이고 죽음의 공포를 직접 체험하고 목격했다. 그때의 경험은 나에게 '아프고 힘든 사람들을 위해 어떻게 헌신해야 하나?'를 생각하게 만들었다. 무엇보다 삶의 목표를 마련해준 소중한 경험이다. 그 후 미국으로 건너간 나는, 방사선의학 및 핵의학 전문의로 인정받아 미국 의사들이 뽑은 '미국 최고의 의사'에 11차례나 뽑히는 영광을 얻기도 했다. 하지만 주위의 칭찬에 우쭐해하지 않고 초심으로 돌아가 남은 생을 연구와 후학 양성에 매진할 계획이다.

수십 년을 거슬러 올라가 의과대학에서 외과 수업을 받았던 첫날을 떠올려본다. 그 생각만 하면 아직도 정신이 번쩍 든다. 고故 장기려 박사님의 첫마디가 지금도 깊고 강하게 나를 깨운다.

"우리의 병을 치유하는 것은 80%가 하나님의 뜻이다. 나머지 10%는 의사가 낫게 하고, 남은 10%는 약이 도와준다. 그러니 너희들이 고쳤다고 자만하지 마라."

부자도, 가난한 사람도, 늙은이도, 젊은이도 세상에 태어난 사람은 모두 공평하게 한 번씩 죽는다. 나는 많은 사람들이 죽음에 대한 지나친 두려움으로 남은 삶을 포기하는 일이 없었으면 한다. 아무리 훌륭한 사람도 두려움에 잡아먹히면 병을 다스릴 수 없게 된다. 현명하게 위기를 극복한, 평범하지만 용감한 사람들의 이야기가 이 책에 준비되어 있다. 그 이야기에 조금이라도 용기와 위로를 받는다면, 그래서 독자 여러분의 삶에 작은 도움이 된다면 더는 바랄 게 없겠다.

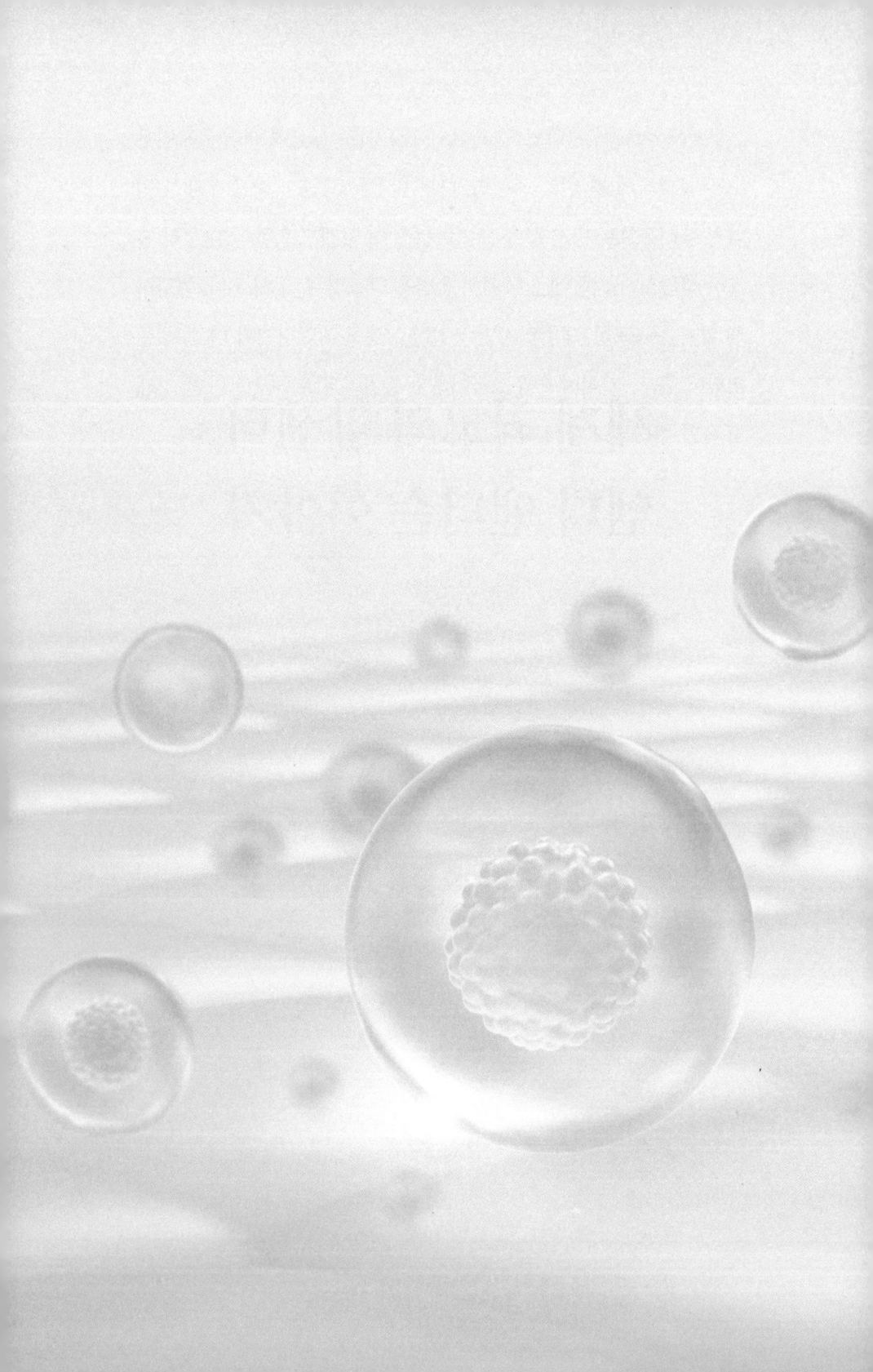

PART 1

세계 최고의 암센터
엠디 앤더슨 이야기

검사 환자보다
조폭 환자가
더 잘 낫는 이유

한국에 와서 각종 매체와 인터뷰를 하다 보면 가끔 귀에 쏙쏙 감기는 질문을 만난다.

"선생님, 이제껏 만난 암환자 가운데 의사 말을 가장 안 듣는 환자가 있었다면 말씀해주세요. 혹시 그런 환자들이 속한 특정 직업군이 있나요?"

그런 질문을 받으면 내 입꼬리가 포물선을 그리며 슬그머니 올라가는 모양이다. 기자가 이내 눈동자를 빛내며 답을 재촉했다. 가려운 곳을 솜씨 좋게 긁어주는 사람들과 나누는 대화는 나를 한층 젊어지게 만드는 것 같다.

그 질문에 주관식으로 답을 달자면, 세상에서 가장 불행한 얼굴을 한 암환자들은 대부분이 의사, 변호사, 교수, 검사들이다. 이들은 마치 약속이나 한 것처럼 치료에 진전이 느리고 개중에는 치료의 기미가 전혀 안 보이는 경우도 있다. 도대체 이유가 뭘까?

나는 지난 32년 동안 엠디 앤더슨에서 이런 사람들에게 '치료에 적극적으로 임할 것'과 '마음을 편히 먹을 것'을 설득하고 또 설득해 왔다. 하지만 신기하게도 이 직업군의 사람들은 나의 노련한 설득에도 굴하지 않고 아예 눈과 귀를 닫아버린다. 학력이 높고 지식이 많은 전문직 종사자들은 대부분이 자신의 지식과 확신을 신봉한다. 그러니 스스로가 굳건한 근거나 당위성을 찾지 못하면 여간해선 의사의 말에 귀 기울이지 않았다.

"이미 말씀드렸듯 암치료법은 3가지 정도인데, 수술은 60%를 차지하고, 방사선치료는 약 25%, 그리고 항암제를 이용한 약물치료는 약 15%를 차지합니다. 암에 있는 새로운 혈류를 차단하는 혈관형성 억제요법, 암세포에서 나오는 항원에 대항하는 항체를 이용하는 면역요법, 섭씨 40도의 고온을 이용하는 온열요법, 호르몬요법, 레이저 요법, 암세포 증식에 관여되는 요인 등을 저지시키는 생물학적 치료와 유전자 치료 등이 있는데, 그런 방법들 중에서 2~3가지를 적당히 혼합해 환자분께 사용할 예정입니다."

"네, 선생님. 알아요. 저도 다 알고 있습니다."

"이미 암세포가 다른 장기에 상당 부분 전이된 상황이라 먼저 약물치료로 크기를 줄이자는 소견입니다."

"네. 그런데 의사 선생님, 혹시 제가 모를 만한 사실은 더는 없습니까?"

자타공인 엘리트 코스를 거쳐 전문직에 종사하게 된 사람들은, 모르는 것도 아는 척하는 이상한 병이 있다. 이럴 때는 아무리 긍정적으로 환자를 대하려고 하는 나도 뒷목이 뻣뻣해진다. 치료에 관해 대화할 때 의사의 의견에 꼬투리를 잡고 자꾸만 안 좋은 방향으로 물고 늘어지는 경우가 많기 때문이다. 검사가 사기 전과범을 취조하듯이 의사의 말 한마디 한마디를 의심하고 진위 여부를 따진다.

한편, 암에 대해서 지나치게 많은 공부를 하고 오는 경우도 문제다. 왜냐하면 그렇게 해서 얻은 정보가 정확하지도 않고 상식적이지도 않기 때문이다. 그런 사람들은 우물 안 개구리처럼 의사의 진단을 무조건 의심하고 거부한다. 아는 게 병이라고, 잘못된 지식으로 자신의 목을 조르는 셈이다.

"아니, 왜 안 된다는 겁니까? 2008년 로스앤젤레스 학회에서 발표된 논문에 의하면 어떤 환자는 유전인자 치료로 완치가 가능하다고 하던데요."

"네, 그런 논문이 발표된 적 있었지요. 하지만 우리 병원은 '원칙'이라는 것을 지킵니다. 환자분도 아시겠지만, 지금 환자분의 상태는 1차적으로 약물치료가 필요합니다."

가령 폐암 환자는 폐암에 관한 최신 논문을 달달 외울 정도로 공부해 온다. 그런데 대부분은 부정적인 부분만 외운다. 의사의 말에 반박하기 위해서다. 가끔은 의사의 제안에 반론을 제기하기 위해 일부러 유도 질문을 던지고, 자신이 아는 짧은 지식과 상이한 대답이 나오는 경우 꼬투리를 잡기도 한다. 앞에서도 말했지만, 암은 완치가 없는 질병이고, 신의 영역에 있는 죽음의 질병일 뿐이다. 인간이 노화의 과정 중에 만나는 수많은 질병 중 하나다. 왜 암과 싸우지 않고 의사와 싸우는가? 의사와 환자가 똘똘 뭉쳐 힘을 합해도 모자라는 판에 말이다.

암을 대하는 태도는 겸손하고 부드러워야 한다. 단칼에 베어버릴 불청객이 아니라 내 몸에서 살살 다스려야 하는 약간 위험하고 귀찮은 손님이다. 담당의사의 말을 진지하게 경청하지 않고 애써 오류만 찾는 사람들은 그 어떤 이야기를 해주어도 스스로를 좌절로 몰아넣는다. 똑똑한 사람일수록 비관적인 생각에 골몰하면서 자신의 몸이 가진 치유력에 대한 확신을 팽개쳐버리고 결국 패닉 상태에 이른다. 나는 그런 모습을 수없이 많이 봐왔다. 그러면 암세포들은 오히려 만세를 부르며 환자의 몸에서 신나게 몸집을 키워나간다.

이와는 대조적으로 치료가 잘되는 특정 직업군과 성향의 사람들이 있다. 서울보다는 지방, 도시보다는 시골, 많이 배운 사람들보다는 좀 덜 배운 선량한 사람들이 치료성과가 좋다. 생각이 너무 많고 계산적인 사람들보다는 순박하고 남을 잘 믿는(가끔 욱하는 기질이 있더라도) 사람들이 의사의 말을 잘 따르고 성실하게 치료에 임한다. 또한 성격적으로 명랑한 기질을 가진 사람들이 치료과정을 잘 견딘다. 그 중에서도 소위 '깍두기'로 통하는 사람들의 순수함은 의사를 탄복시킨다.

"띠리링~"

"김 박사님, 지가 낼 그리 갑니더. 병원하고 젤루 가차운(가까운) 골프장이 있으면 말씀 좀 해주이소."

"띠리링~"

"박사님! 아, 주무셨습니꺼? 지송합니더. 병원 근방에서 젤루 물 좋은 술집이 어딥니꺼? 저희 형님이 좋아하시는 양주가 따로 주문되는지도 알고 싶고요오. 발렌타인 머시기라고….'

이 정도면 '이 사람이 지금 놀러오는 줄 아나?' 하고 물어보고 싶다. 그리고 실제로 그런 환자들은 병원에 입원한 뒤에도 매일 먹고 놀 궁리만 한다. 치료 때문에 침울해하거나 슬퍼하는 기색도 없다. 이들은 오로지 매사가 재미있고 명쾌하다.

내 생각에 의사는 두 부류로 나뉜다. 이성에 충실한 의사와 감성에 충실한 의사. 그런 면에서 엠디 앤더슨 암센터의 의사들은 대부분이 감성에 충실한 사람들 같다. 그래서 나도 감성에 충실하게 환자를 돌보게 된 것이 아닐까 싶다. 세계 최고의 암 전문병원 입성을 앞두고 골프장과 물 좋은 술집부터 알아보는 초超긍정의 환자 혹은 환자 보호자들도 놀랍지만, 그들에게 아무렇지 않게 좋은(?) 정보를 제공하는 내 모습도 우리나라 사람들은 마냥 신기해한다. 솔직히 말하면 입원을 핑계로 신나게 놀 궁리를 하는 사람들이 의사인 내 입장에서도 대하기가 편하다.

하지만 정서적인 면에서 정반대의 환자군은 이런 식이다. 가령 무언가가 마음에 들지 않으면 세상이 꺼질 것처럼 한숨을 쉰다.

"회장님, 딱 한입만 드세요. K호텔에서 공수해왔어요."

아침부터 저녁까지 남편 수발을 드느라 흰머리가 더 희끗해지는 아내는 대꼬챙이처럼 말라간다. 저녁마다 비행기로 공수해온 한국 음식을 입에 대지도 않고 도리질하는 사업가가 그녀의 남편이다. 돈은 넘치도록 많아서 모든 것이 풍요로운데, 정작 당사자의 마음자리가 좁고 가파르다. 환자가 식사에 전혀 입을 대지 않으니 환자를 돌보는 가족들 역시 윤기 없는 얼굴로 겨우겨우 하루하루를 버티는 형편이 안타깝다.

이런 환자들은 미국에 와서도 미국 병원에서 제공하는 환자식을 절대 먹지 않는다. 도대체 왜 안 먹는 것일까? 나는 아직도 그 이상한 결벽증의 원인이 무엇인지 궁금하다. 환자식뿐만 아니라 아예 미국 음식 자체를 거부한다. 로마에 오면 로마의 법을 따라야 한다는 고금의 진리를 잊은 것인가?

"박사님, 살이 붙을까 봐 걱정입니다. 그런데 여기는 환자에게 고기도 주네요?"

"물론입니다. 항암치료를 견디려면 체력이 중요하니까요. 오리고기는 살이 안 찌니까 걱정 말고 드세요."

아이 달래듯 겨우 수저를 뜨게 하는데, 바로 옆 병실에서는 정반대의 풍경이 펼쳐진다.

"아이고, 선생님! 여기는 고기가 입에서 아주 살살 녹아요. 제가 자식을 잘 둬서 호강하네요."

시골에서 온 60대의 자궁암 환자는 미국 음식이 입에 잘 맞고 맛있다고 내내 칭찬했다. 그 부인은 음식도 잘 먹고 마음가짐도 다부져

치료를 잘 견뎠다. 당연히 암의 진행이 멈춰 웃으면서 한국으로 돌아갔다. 나는 암이 더는 활동하지 않게 되었으니, 죽는 날까지 암을 동무 삼아 편안한 마음으로 잘 구슬리며 사시라고 충고해드렸다. 운이 좋으면 암이 정지한 상태로 남은 생을 평온하게 보낼 수 있을 것이다. 치료를 위해 미국에 왔다는 것 자체를 황홀하게 생각해 마치 휴양차 여행을 온 것 같다던 그 부인의 소녀 같은 표정이 지금도 기억에서 지워지지 않는다.

아무리 웃을 일이 없어도, 즐거울 일이 없어도, 사람은 누구나 자신의 명랑함을 지키는 힘을 가져야 한다. 암환자라면 더더욱 그렇다. 과도한 고민과 사회적 고립, 이혼과 실직 등 비관적인 생각에 빠져 있거나 우울한 증상이 반복되면 뇌중추의 영향으로 부신에서 스트레스 호르몬이 많이 나온다. 아드레날린과 코르티솔이 스트레스 호르몬이다. 그다음엔 그 호르몬들의 영향으로 암세포의 활동이 증가하고 침투력까지 높아진다. 암세포를 잡아먹는 면역세포의 수와 활동성이 떨어지면서 결국 암을 키우는 꼴이 된다. 그래서 의사 입장에서는 감성적이고 긍정적인 환자가 좋다.

행복감을 느끼면 우리 몸에서는 보이지 않지만 분명히 존재하는 에너지가 생성된다. 가령 평소에 자신이 즐거워하고 보람 있다고 생각하는 일을 하면 절대 피곤하지 않다. 나 역시 강연이든 인터뷰든 즐거운 일을 할 때는 피로를 모른다.

검사라고 해서 가난한 촌부보다 자랑스러워할 일이 아니다. 또한 의사라고 해서 반드시 깡패보다 훌륭한 성품을 가졌다고 말할 수도 없다. 직업은 직업일 뿐 그 사람의 성품이 될 수 없기 때문이다. 사람들이 병 앞에서 보이는 태도를 보면서 절감한 것이다. 알다시피 우리 몸은 '마음'을 어떻게 하느냐에 달려 있다. 스스로가 진정으로 마음의 주인인지 확인해볼 일이다.

암 때문이 아니라
굶어서 죽는 암환자들

아침이면 가장 먼저 황금별이 그득한 병실 복도를 걸어 다니며 환자들을 만난다. 핵의학 전문의는 환자들을 직접 검진하거나 수술을 집도하지 않는 대신 MRI나 PET 등을 찍어 몸의 상황을 체크해서 담당의사에게 치료방법을 제시한다. 의사들의 선생이라고 할 수 있다. 그렇다고 해서 매일 책상 앞에 앉아 눈을 부릅뜨고 모니터만 보는 것은 아니다. 상담이 진행 중인 환자와 환자 가족들과의 유대 또한 중요하다. 핵의학 전문의는 환자와 암전문의가 아름다운 하모니를 만들며 암을 이겨낼 수 있도록 곁에서 돕는 영상 지원병이다.

환자와 보호자를 만나 눈인사를 하고, 먼저 차트를 살펴본다. 환자들의 얼굴에는 간밤에 자신이 치러낸 싸움에서 승리했다는 자신감이 가득하다. 그런데 희한한 것은, 멀찍이서 침대에 누워 있는 모습만 봐도 그 환자가 한국인인지 아닌지를 구별할 수 있다는 사실이다.

"안녕하세요, 장 선생님? 오늘은 컨디션이 좀 어떠세요? 내일이 수술하는 날이죠."

한 달 전, 췌장암으로 입원한 환자의 눈에는 절망이 가득했다. 그 환자는 직업이 의사였던 만큼 자신의 병에 대해 온갖 해박한 지식을 가지고 있었다. 그런데 불행은 그 넘치는 지식이 공포가 되어 자신을 찍어 누른다는 사실. 그는 세상에서 가장 불행한 얼굴로 힘없이 나를 올려다봤다. 혼이 쏙 빠진 얼굴이 그와 비슷할까? 살포시 손을 잡아 보아도, 그의 손에는 전혀 힘이 들어가지 않았다.

"이런, 수술 때문에 심란하시죠. 그렇다고 이렇게 근심하면 몸에 더 안 좋습니다. 밖으로 나가서 햇볕도 좀 쬐고 맑은 공기도 좀 마시고 그러세요. 오늘은 볕이 유난히 좋네요."

세상을 다 산 것같이 굽은 어깨와 등, 태아처럼 몸을 작게 웅크리고 침상에 누운 모습이 영락없는 한국인 암환자다. 조만간 브리태니커 백과사전에 '한국인 암환자의 전형'으로 사진과 증상이 올라갈 것만 같다. 보고 있기가 안타까워서 억지로 볕으로 데리고 나가 산책을 시키려 해도 도대체 나의 말에 귀를 기울이지 않는다.

내가 이렇게까지 한국인 암환자들의 모습을 절망적으로 표현하는 것이 이 책을 읽는 독자 여러분의 입장에서는 좀 불편할 수도 있다. 하지만 전 세계 수많은 나라의 암환자들이 엠디 앤더슨에 오는데, 유독 한국인들만 체중이 줄고 구역질을 해대며 고통스런 표정으로 투병 생활을 한다. 동포로서 한국인인 내가 보기에 이보다 더 안타깝고 의아스러운 일이 또 있겠는가?

엠디 앤더슨의 암환자들은 대부분 굳이 말하지 않으면 어디가 아픈지 구분하기가 쉽지 않다. 물론 건강한 사람보다야 덜하겠지만, 환자라는 생각이 들지 않을 정도로 눈빛에 생기가 넘치고 몸에서 나오는 에너지 또한 활기차다. 환자들은 틈나는 대로 팔다리를 쭉쭉 뻗어 스트레칭을 하고, 병원에서 하는 요가 프로그램에도 적극적으로 참가해 열심히 따라 한다. 병원 안팎에 놓인 벤치에 앉아 한가롭게 볕을 쬐거나 귀에 이어폰을 꽂고 느긋하게 음악을 들으며 책을 읽는다. 아니면 노트북 컴퓨터로 영화나 드라마를 보면서 마음껏 웃고 눈물도 실컷 흘린다.

사람은 이렇게 자연스럽게 감정을 분출해야 독이 몸에 쌓이지 않고 건강해진다. 오죽하면 오래 방치한 스트레스가 만병의 근원이 된다는 말을 하겠는가. 스트레스를 꾹꾹 참기만 하거나, 자신의 마음에 무감각해져서 스트레스인지도 모른 채 방치하면, 거기서 쌓인 감정의 독이 더 큰 문제를 일으킬 수 있다.

스트레스는 정신적 또는 육체적 긴장을 유발하는 도전이나 위협에 대한 자연스러운 반응이다. 좌절, 분노, 불안과 같은 감정이나 특정한 사건, 생각으로 인해 발생할 수 있다. 위험을 피해야 하거나 마감이 임박했을 때처럼 단기간에 발생하는 스트레스는 긍정적인 역할을 할 수도 있다. 그러나 만성적인 스트레스는 건강을 해치고, 불안, 우울증 등의 정신적 문제뿐만 아니라 고혈압, 심장병, 뇌졸중, 비만, 당뇨병과 같은 신체적 질환의 위험을 증가시킨다. 지나친 스트레스는 활성산소를 증가시켜 DNA를 손상시킬 수 있다.

한국에서 온 암환자들을 보면, 1차 치료조차 제대로 끝내지 못하고 오는 경우가 많아 더욱 안타깝다. 내가 알기로 한국에서는 40세부터 정부 차원에서 국민을 대상으로 건강검진을 주도하고, 그 과정에서 우연히 암을 발견하는 경우가 많다. 물론 예전보다는 덜하지만 대다수의 한국인 환자들이 수술만 하면 암이 완전하게 사라진다고들 생각한다. 그것은 암의 속성에 대해 전혀 몰라서 하는 말이다.

암조직 1cm에는 무려 1조 개의 암세포가 들어 있다. 이 1조 개의 암세포들은 그 자리에 가만히 있지 않고 혈관을 타고 이동하고 혈관과 연결된 임파선으로도 들어간다. 이렇게 한번 시작된 암세포들의 여행은 온몸을 구석구석 탐험할 때까지 멈추지 않는다. 암세포는 성질이 묘해서 유방암은 유방에 집을 짓고, 폐암은 폐에 집을 짓는다.

과거에는 의사들 역시 작은 암덩어리를 제거하면 몸에서 암이 사라진다고 믿었지만, 몇 개월 후에 다른 장기에서 또 다른 암세포를 발견해 곤혹스러워하곤 했다. 연구결과 아무리 작은 암이라도 10% 정도는 다른 곳으로 이동해 돌아다니는 것으로 밝혀졌고, 암세포가 머물던 집이 수술로 사라지면 비슷한 성향의 장소에 다시 집을 짓는다는 사실 또한 밝혀졌다.

과학기술의 발달로 조직검사를 통해 여러 가지 분자생물학적 성분을 조사한다. 암의 성질이 악성이면 수술 대신 약물치료를 선택한다. 약물치료는 미처 눈에 보이지 않는 암세포까지도 약화시키거나 없애는 데 탁월하기 때문이다. 3개월 동안 항암제를 투여하고 나서 1개월 쉬었다가 다시 3개월 동안 약물치료를 하는데, 이것이 1차 항암치료와 2차 항암치료의 과정이다.

한번은 비슷한 시기에 서로 다른 병명을 가진 2명의 암환자가 1차 항암치료를 받았다. A와 B라고 부르겠다. 두 사람 모두 의사에게 이런 지시를 받았다.

"지난 3개월 동안 항암치료 받느라 고생하셨습니다. 한 달 동안 잘 쉬시고, 다시 2차 항암치료를 시작하겠습니다. 한 달이 짧다면 짧고 길다면 긴 시간이니까, 모쪼록 잘 드시고 열심히 움직이세요. 건강한 모습으로 다시 뵙겠습니다."

그러고 나서 한 달이 흘렀다. 약속된 치료일에 두 사람은 전혀 다른 눈빛과 모습으로 병원에 나타났다. A는 단식원에 들어가 미라처럼 바싹 말라서 왔고, B는 시골로 요양을 하러 가서 잘 먹고 잘 쉬어 혈색이 아주 좋아져서 나타났다. 맑은 공기를 마시며 산책도 자주 하고, 채소와 기름기 없는 고기를 열심히 먹으며 체력을 키웠다고 했다.

A는 공포에 잡아먹혔고, B는 두려움에 휩싸이는 대신 남은 인생을 어떻게 살아야 할지 차분히 생각하고 행동했다. 당연히 B는 몸의 면역력이 높아졌다. 앞으로 진행될 2차 항암치료의 결과는 이미 결

정된 것과 진배없었다. 단식했다는 A는 체력이 떨어져 독한 항암치료를 견디지 못하고 얼마 못 가 세상을 떠났다. 반대로 열심히 먹고 유쾌하게 생활한 B는 이제껏 암과 어깨동무하며 잘 살고 있다.

비슷한 연배였던 A와 B는 각각 위암과 췌장암 3기였다. 일반적으로 사람들이 암이라고 진단을 받으면 극도의 공포감에 사로잡혀서 물 한 모금도 제대로 삼키지 못하고 심지어 잘 걷지도 못한다. 외국인 의사들은 한국인들의 이런 증상을 도저히 이해할 수 없다고 입을 모은다. 이성은 극도로 예민해져서 거의 마비에 가까워지고, 몸은 나약한 정신의 지배를 받는다. 구역질을 하며 아무것도 먹지 못하니, 암이 아니라 당장 굶어 죽게 생겼다. 내 생각에는 한국인 환자들이 암이 아니라 영양실조로 죽는 게 아닌가 싶을 정도다.

건강을 잘 유지하고 암을 예방하고자 하는 일반인의 식사와 암환자의 식사는 근본적으로 다르다. 암환자들은 여러 종류의 치료를 받고 있기 때문에 백혈구와 적혈구, 혈소판의 수치가 떨어진 상태다. 그뿐 아니라 주요 영양소도 부족한 상태이기 때문에 영양균형을 잘 맞춰서 골고루 잘 먹어야 한다. 단, 동물성 지방과 익히지 않은 육류는 제외하고 말이다. 특히 양질의 단백질이 많이 필요한데, 담백하게 조리한 고기와 콩으로 만든 두부 등이 좋다. 하루 1~2정 정도 종합비타민을 먹는 것도 도움이 된다.

WHO가 지정한 1군 발암 음식인 햄, 소시지, 베이컨 같은 가공육에는 방부제인 아질산나트륨이 포함되어 있어 위암과 대장암의 위험을 높인다. 또한 훈제 과정에서 벤조피렌과 같은 발암물질이 생성되며, 염분을 과다하게 섭취하면 위점막이 손상되어 위암 발생 위험이 증가한다. 따라서 가공육 대신 닭가슴살, 생선 등으로 단백질을 섭취하는 것이 바람직하다. 만약 가공육을 섭취해야 한다면 채소와 함께 먹어 발암 위험을 낮추는 것이 좋다.

튀긴 음식은 고온 조리 과정에서 아크릴아마이드 같은 발암물질이 생성되며, 트랜스 지방이 많아 혈관 염증을 유발하여 암세포 성장을 촉진할 수 있다. 또한 활성산소 증가로 인해 세포 노화와 면역력 저하가 발생할 수 있다. 이를 방지하기 위해 튀긴 음식 대신 구운 음식이나 에어프라이어를 활용하고, 기름 사용량을 줄이거나 깨끗한 식물성 기름을 사용하는 것이 좋다. 튀긴 음식을 먹을 경우 토마토, 녹차 등 항산화 식품을 함께 섭취하면 발암 위험을 줄일 수 있다.

설탕은 암세포 성장과 직결된다. 인슐린 저항성이 증가하면 염증반응이 활성화되어 체내 독소가 증가하며, 혈당 급상승은 세포 손상과 면역력 저하를 초래할 수 있다. 따라서 설탕 대신 꿀, 스테비아, 메이플 시럽을 활용하고, 디저트 대신 과일과 견과류를 섭취하는 것이 건강에 유익하다. 또한 탄산음료 대신 탄산수나 허브티를 선택하는 것이 좋다.

라면, 즉석밥, 햄버거 같은 인스턴트식품은 나트륨 과다로 인해 위암과 고혈압 위험을 증가시킨다. 방부제와 첨가물은 간의 독성을 증가시키고 세포를 손상시킬 수 있다. 또한 고칼로리와 트랜스 지방은 체중 증가와 염증을 유발한다. 이를 예방하기 위해 라면 대신 수제

국수나 된장국을 선택하고, 즉석밥 대신 현미밥과 잡곡밥을 직접 조리해 먹는 것이 좋다. 가공식품을 섭취한 후에는 물을 충분히 마셔 노폐물을 배출하는 것이 중요하다.

항암치료를 할 때는 위와 같은 좋은 음식을 잘 섭취해서 체중을 유지해야 한다. 그래야 독한 암세포가 죽거나 약화된다. 물도 많이 마셔야 한다. 반드시 신장을 통해 나쁜 독성분을 배출시켜야 하기 때문이다. 물을 적게 마시면 치료를 위해 몸에 들어간 독한 성분들이 장기에 머물러서 부작용을 일으킨다. 그리고 그 독한 약들이 단백질이라 불리는 프로테인protein을 파괴하는데, 이 성분은 우리 몸에서 기운을 나게 해주는 중요한 요소다. 이 프로테인을 보충하기 위해 반드시 먹어야 하는 게 고기다. 혹자들은 암환자에게 '고기를 먹지 말라'고 말하는데 과학적으로 전혀 근거가 없고 잘못된 상식이다. 현대의학의 견지에서 봤을 때, 암은 체력만 잘 유지하면 평생 다스리며 함께 갈 수 있다.

아프리카 난민도 아니고 암환자가 공포에 잡아먹혀 굶어 죽는 것은 참으로 비극적인 일이다. 항암치료를 하면 몸의 모든 조직이 손상되고 약해진다. 소화기관 역시 마찬가지여서 맵고 짠 음식, 자극적인 양념이 많이 들어간 음식은 피하는 것이 좋다. 또한 혈액을 생성하는 데 도움이 되는 음식과 면역력을 키워줄 수 있는 양질의 음식을 감사하는 마음으로 섭취하면 좋다.

한때 우리나라 시골의 초가지붕이 엄청난 인기를 끌었던 적이 있다. 초가지붕을 보면 닥치는 대로 사들이는 사람도 있었다고 한다. 새마을운동 이후 얼마 남지 않았던 초가지붕이 암환자들 사이에서 특효약으로 소문이 났는데, 그 속에 사는 굼벵이가 바로 그 주인공이었다. 굼벵이를 생식으로 쌈에 싸서 먹는다는데, 내 생각에는 살아 있는 굼벵이를 먹는 것이 결코 몸에 좋은 영향을 줄 것 같지는 않다. 그 외에도 무슨 효소나 나무 같은 것을 맹목적으로 섭취하는 환자들이 많다. 지푸라기라도 잡고 싶은 마음이야 충분히 이해되지만, 이성적인 판단을 해야 할 필요가 있다. 민간요법이 무서운 이유는, 아무 근거 없는 맹목적인 소문 때문에 살 사람도 죽일 수 있다는 것이다. 사람은 저마다 체질이 달라서 설혹 누가 그렇게 해서 살았다고 해도, 모든 사람에게 그 방법이 효과를 발휘하는 것은 아니다.

병원에서 하는 항암치료 역시 마찬가지다. 개개인의 몸에 맞는 성분을 찾기까지는 시간이 걸린다. 의사의 무능함을 탓하기 전에, 하나님이 전부 다 다르게 만든 인간의 오묘한 몸, 고차원적인 체질과 DNA를 탓할 일이다. 공포에 잠식당하지 않고 천천히 자신의 몸에 맞는 치료법에 적응한다면, 암을 적으로 만들지 말고 벗으로 만들어 오래 버틴다면, 그 사람은 결국 암을 이긴다. 그러려면 가장 중요한 것은 잘 먹고 잘 자는 일이다.

한국인 환자는
한국인 의사가 잘 고친다

엠디 앤더슨에서 만난 미국인 암 환자들은 대체로 자신의 암 치료과정에 매우 자발적이고 적극적으로 참여했다.

"선생님, 저는 이번에 젬사이타빈 Gemcitabine 주사를 3주간 맞으면서, 30Gy(방사선 흡수선량을 나타내는 단위)의 방사선치료를 10번에 나누어 했습니다."

의사와 상담을 할 때도 의사의 말을 경청하며 어떤 성분의 약을 얼마나 투약하는지, 그리고 그 과정에 어떤 변수가 있는지를 알아둔다. 자신의 상태에 관해 전문의 뺨치는 정보와 이해력을 가지고 장기전을 준비한다. 그들은 암을 얕보지도 않고 그렇다고 무서워하지도 않으며 적당히 거리를 둘 줄 안다. 그리고 그 바탕에는 의사에 대한 무한한 신뢰와 존경이 있다. 그런데 내가 이제껏 엠디 앤더슨에서 만난 한국인 암환자들은 많이 달랐다.

"어떻게 이렇게 먼 미국까지 치료하러 오실 결심을 하셨어요?"

"내가 아무개 병원 아무개 새끼 보기 싫어서 여기 왔소."

기업을 경영했다는 K는 이를 바득바득 갈며 말을 이었다. 가벼운 황달 증상이 발견되어 내시경과 복부 CT를 찍어보았는데, 거기에서 췌장암 덩어리를 발견한 케이스였다. K의 말 한마디에 내 머릿속에는 그가 한국 병원에서 했을 행동이 스틸사진처럼 그려졌다.

일단 백화점에서 물건을 쇼핑하듯 서울에서 유명한 암 전문병원 여러 곳을 전전하며 검사를 했을 것이다. 아마 어딜 가든 검사를 하는 담당의사가 마음에 안 들었을 것이다. K는 결국 지인의 소개로 필라델피아에 있는 토머스 제퍼슨 대학병원에서 종양 제거수술과 기타 시술을 받았고, 결국 그마저도 마음에 들지 않아 엠디 앤더슨에 왔다고 했다. 그런데 K가 이를 갈던 그 '아무개 교수'는 뛰어난 실력으로 잘 알려진 암 전문의였다.

앞에서도 설명했듯이 한국의 암 전문병원이 보유한 의료기기와 의료진의 실력은 세계적인 수준이다. 이는 나뿐만 아니라 미국에 있는 나의 동료들도 인정하는 사실이다. 더구나 저렴한 의료비 덕택에 한국의 많은 암환자들이 외국에서는 상상도 할 수 없는 수준의 치료 혜택을 받고 있다.

게다가 한국인 의사들은 거의 다 해외 유명 병원에서 유학을 마쳤고, 한국의 암 전문병원은 환자에 대한 실험약 투여율도 세계적인 수준이다(예컨대 서울대병원의 경우는 세계 4위다). 또한 매년 시카고에서 북미영상의학회(RSNA, Radiology Society of North America)가 열리는데, 30년 전에는 한국인 의사가 1~2명 정도 참석했으나, 이제는 500명 이상이 참여한다. 이 총회는 세계 최고의 의료기기 회사와 제약회사들이 앞다투어 참여하는 행사로, 의료계에서 세계 1위의 규모를 자랑한다.

여담이지만, 이 행사에는 전 세계에서 온 7만 명이 넘는 의사들이 참석해 최신 의료기기와 신약 정보를 나눈다. 최근에는 국내 업체들의 참가가 늘었지만, 10년 전만 해도 그곳에 태극기를 달고 자사 제품을 소개하는 부스가 딱 한 곳 있으니, 바로 이태영 회장이 이끄는 태준제약이라는 국내회사가 해외에 수출하는 자사 영상조영제를 알리기 위해 마련한 부스다. 이 회장은 그곳에서 점심 도시락이나 라면을 국내외 의사들에게 대접하기도 하는데, 한국인 의사들을 위한 그분의 정성과 수고에 나는 매번 감동하곤 했다.

다시 하던 얘기로 돌아가서, 요즘 한국인 의사들은 수술 솜씨가 워낙 신출귀몰해서 의학의 모든 영역에서 세계적인 관심이 집중되고 있다. 실제로 오래전부터 세계 유명 의학연구소들은 우수한 한국인 연구원을 데려가려고 서로 경쟁할 정도다.

많은 사람들이 이런 현상에 관심을 가졌고 한국인들의 쇠젓가락 문화에서 답을 찾았다. 전 세계 병아리 감별사의 60%가 한국인이고, 기능올림픽에서 늘 1등을 차지하는 나라가 한국이라는 것도 이 현상과 무관하지 않다. 1등을 바짝 추격하는 2등과 3등에 일본과 중국이 있다. 그들도 젓가락을 사용하지만 그 재질이 나무라는 점에서 차이가 난다.

쇠젓가락은 사용의 난이도가 다르다. 한국인들은 어릴 적부터 가느다란 쇠젓가락을 이용해 콩자반을 하나씩 집어 먹으며 자랐다. 그렇게 훈련된 섬세하고 정확한 손재주가 많은 분야에서 인정을 받고 있는 게 아닐까? 오죽하면 미국 상표의 초음파 의료기기 공장이 세계에서 유일하게 한국에만 있겠는가. 그 정도로 미세공정 수준에서 한국인의 우수한 DNA가 인정받고 있다. 정확하고 섬세한 의과술은 더 말할 필요가 없다.

의료환경도 다시 한번 짚고 넘어가겠다. 의료수준은 거의 동등한데 미국의 경우 검사비와 약값이 한국과 비교하여 10배 가까이 비싸다. 한국의 어느 대학병원이나 종합병원에서도 미국보다 5~10배 저렴한 가격으로 CT나 MRI 촬영을 받을 수 있다. 최근에는 로봇을 수술에 도입해 한국 외과의사들은 전 세계에서 가장 능률적인 수술을 하고 있다. 한국 대학병원의 의료시설은 실로 세계적인 수준이다. 그런데 정작 한국의 암환자들은 이런 실정을 잘 모르는 눈치다. 미국에서 평가하는 한국의 암치료 수준은 눈이 부실 지경인데도 말이다.

그런데 왜 한국의 암환자들이 동일한 치료를 받으러 10배나 비싼 엠디 앤더슨에 오는 걸까? 나는 이것이 10년 넘게 궁금했다. 한국의 학협회조차 매년 나에게 한국의 암 전문병원이 갖춰야 할 덕목을 알려달라는 공문을 정중하게 보내온다. 이미 다 갖추고 있는데 뭘 더 갖추겠다는 것인지, 솔직히 이런 상황을 접할 때마다 좀 답답하고 안타깝다. 그렇다면 현실적인 문제는 과연 무엇일까?

나는 한국 병원에 불만을 가지고 엠디 앤더슨으로 온 환자들을 많이 접했기 때문에, 그들이 생각하는 문제가 무엇인지 들어볼 기회가 많았다. 먼저 한국 병원의 의사들과 갈등을 경험한 환자들은 대부분 저렴한 비용을 내고 높은 퀄리티의 고객 서비스를 원했다. 한국 병원의 현실이 엿보이는 대목이다. 사실 한국은 의료수가가 저렴해서 환자들이 저렴한 비용으로 병을 치료할 수 있는 반면, 훌륭한 서비스는 현실적으로 기대하기 어렵다. 알다시피 '의료수가'란 건강보험공단과 환자가 의사, 약사 등의 의료서비스 제공자에게 제공하는 돈을 말한다.

상황이 이렇다 보니 현장에서 몸으로 뛰는 의사들의 현실은 참담하다. 10분 간격으로 환자를 만나 기계처럼 인사하고 진료한다. 참고로 엠디 앤더슨의 의사들은 하루에 환자를 6~10명 이상 보지 않는다. 환자 한 명과 1시간 이상의 상담시간을 갖기 때문이다.

한국의 병원은 분명 공공시설이지만 동시에 이윤을 추구해야 하는 사업체. 그러다 보니 저렴한 의료수가 문제를 해결하기 위해, 경영 차원에서 불필요한 수술을 과하게 집도하고 저렴한 약이 있는데도 비싼 약을 추천하는 등 병폐가 점차 짙어지고 있다.

이런 현실을 보면 한국의 환자가 의사의 말에 무조건적인 신뢰를 갖기는 어렵겠다는 생각도 일견 든다. 특히 평생 남들로부터 대접만 받고 살아온 소위 '사'자 직업의 환자들은 바쁜 시간을 쪼개어 병원에 왔는데 고작 10분도 채 안 되는 짧은 시간 동안 성의 없는 진료를 받았다는 사실에 노여움을 감추지 못한다. 그래서 15~20배의 돈을 주고라도 엠디 앤더슨에 찾아온다. 사실 의사 입장에서 전혀 이해가 안 되는 상황은 아니다.

하지만 나는 사람들에게 엠디 앤더슨에 오지 말라고, 그럴 필요가 없다고 강조해서 말한다. 한국인 암환자는 한국인 의사가 가장 잘 고친다. 나 역시 암에 걸린다면 한국에서 치료할 것이다.

인간의 몸은 무척 신비해서 저마다 다른 DNA와 체질을 가졌다. 일전에 어느 의상 디자이너를 만났는데 유럽인과 동양인은 몸이 달라서 디자인이 같아도 패턴의 사이즈가 다르다는 얘기를 들었다. 단순히 키가 크고 작은 차이가 아니다. 똑같은 L사이즈 옷이라도 팔다리의 길이가 다르고, 각 부위의 비율이 다르기 때문에 옷본을 다르게 쓴다는 것이다. 그리고 동양인의 체형을 가장 잘 알고 가장 아름다워 보이게 해주는 것은 아무래도 동양인 디자이너들이라는 이야기도 했다. 질병 역시 마찬가지다.

엠디 앤더슨에 오지 말라는 말은 치료를 포기하라는 뜻이 아니다. 앞에서 말한 것처럼 한국 병원의 의료기구는 세계적인 수준이고 의사들도 탁월하니 훌륭한 한국의 의료진에게 믿고 맡기라는 뜻이다. 지난 30년 동안 엠디 앤더슨에 있는 나를 찾아와서 연수를 받고 돌아간 한국인 의사들이 800명도 넘는다. 미국의 병원에서 암 연구를 위해 쏟아붓는 연구비는 한 해에 약 20조 달러이지만, 진료성과는 다른 나라들과 엇비슷하다. 쉽게 말해 한국의 병원에서 못 고친다고 하면 미국에 와도 별수 없다는 말이다. 종종 한국의 병원에서 몇몇 환자들을 내게 보내는 경우가 있다. 돈은 많은지 몰라도 의사를 하수인처럼 쥐고 흔들려는 사람들이다. 이들의 태도는 한결같다.

"돈을 냈는데 왜 나를 못 고쳐!"

아무리 물질 만능 시대라고 하지만 세상에는 돈만으로 해결할 수 없는 일도 얼마든지 있다. 나는 그런 면에서 암이라는 병이 정말 공평하다고 생각한다. 나이가 많든 적든, 사회적으로 성공을 했든 안 했든, 성별이나 종교, 인종을 따지지 않고 찾아오니까 말이다.

세상이 아무리 변해도 '돈만 많이 내면 무조건 병을 고칠 수 있다고 생각하는 의료소비자'의 태도를 가진 사람은 절대로 의사에게 인간적인 보살핌을 받을 수 없다. 적어도 내가 평생을 일터로 삼아온 엠디 앤더슨 암센터에서는 그렇다. 의사도 사람이다. 자신을 하인 부리듯이 대하는 환자는 아무리 곱게 보려고 해도 한계가 있다. 얄팍한 계산으로 '내가 너에게 이만큼 줬으니, 너도 나에게 이만큼 줘라' 하는 태도가 나는 영 마음에 들지 않는다. 내가 생각하는 의사, 아버지께서 나에게 심어주신 진정한 의사의 모습은 아픈 사람을 살리려 혼신을 다해 애쓰는 사람이다.

우리가 마주하는 암은, 아직까지 완치가 없고 조금씩 죽음의 길목으로 향하는 병이다. 고작 속도를 줄이는 작업이 치료의 목적이다. 그러니 암에 걸리면 의사가 자신을 위해 최선을 다해줄 것임을 믿고, 전문의에게 자신을 맡겨야 한다. 전문의가 있는 병원은 치료에 필요한 시설을 모두 갖추고 있다.

약에 대해 할 말이 있는 사람이 있을지도 모르겠다. 10년 전만 해도 한국에는 새로 개발된 신약이 수입되지 않아서 어쩔 수 없이 환자들이 미국에 찾아오는 경우가 있었다. 그런데 지금은 한국의 암 전문병원의 위상이 많이 달라졌다. 해외 유명 제약회사에서 만든 신약을 가장 먼저 투약하는 의료시스템이 갖춰진 탓이다. 실험을 거친 신약을 사용할 기회가 늘었고, 환자들이 기꺼이 이 기회를 누리고 있다. 임상시험도 미국 대학 수준으로 진행되며, 거의 모든 신약을 대학병원에서 구할 수 있어 이제는 미국에서 치료를 받는 것이 더 이상 합리적인 선택이 아니게 되었다.

암치료 방법을 논하기에 앞서 환자와 가족 모두가 치료를 맡은 의사와 병원을 신뢰해야 한다. 모든 관계는 신뢰에서 출발한다. 신뢰야말로 가장 기본적이고 핵심적인 사항이다. 나는 우리 사회가 조금만 더 서로를 믿고 도우며 신뢰를 키워나가는 사회가 되었으면 하는 마음이다.

나는 환자들에게 습관적으로 "하나님께 맡기세요." 하고 말한다. 내 경험에 의하면, 생명은 창조주의 영역이고 사람이 한번 태어나면 죽는 것은 누구나 아는 기정사실이다. 다만 누구는 조금 더 일찍 가고 누구는 조금 더 늦게 가는 것이 다를 뿐이다. 엠디 앤더슨에서 만난 외국인 환자들은 기본적으로 자신이 세상에 쓰일 곳이 있으면 신이 살려주실 거라 믿는다. 그런 믿음을 가지고 적극적이면서도 편안하게 치료에 임한다.

  자신이 살아야 하는 이유를 당당하게 말할 수 있는가? 평소에도 그러한 목적의식과 소명의식을 가지고 사는 사람들이 좀 더 충만하고 풍요로운 삶을 살 수밖에 없다. 그리고 그러한 시민들이 모였을 때 사회는 더욱 성숙해질 것이다.

1%의 기적은
마음이 만든다

나에게 도움을 요청한 한국인 환자를 만나기 위해 복도를 빠른 걸음으로 걸어갔다. 한국인 환자와 가족들을 만나보니 폐암 말기 환자였다.

"안녕하세요? 한국에서 오셨어요?"

사업을 하는 L씨는 한국에서 여러 병원을 전전하다 마지막 희망을 품고 엠디 앤더슨에 왔다고 말했다. 몸이 바짝 말라서 치료를 잘 견딜 수 있을지 의심스러웠다. 한국인 환자를 만나면 왠지 친구 같고 가족 같아서 처음부터 측은지심이 생겼다.

이렇게 미국이나 남미에서 혹은 한국에서 아픈 몸을 끌고 머나먼 병원까지 찾아온 환자를 만나면, 나는 만사를 제쳐두고 반나절 이상 봉사 아닌 봉사에 매달렸다. 그러다 보니 진단을 위해 내원할 예정인 환자들의 이름에 Kim, Lee, Park 같은 패밀리 네임이 있으면, 병원 사람들은 으레 나를 찾았다. 나는 환자 가족의 입원 수속을 돕고, 의사의 진단을 잘 알아들을 수 있도록 옆에서 전달하는 일을 도왔다.

엠디 앤더슨 암센터에는 한국계 의사가 100명 남짓 있다. 그중에서 한국어를 할 줄 아는 사람은 5~10명 정도인데, 대부분 자신의 업무에 집중하느라 나처럼 허드렛일(?)을 일부러 찾아서 하지는 않는다. 더군다나 완치가 없는 암환자를 돕는 일은 더더욱 피하는 형편이다. 그도 그럴 것이 실컷 도와줘도 결국 죽음에 이르거나 병세가 악화되면 환자들은 오히려 도와준 사람을 원망했다. 마치 곁에서 잘못 도와줘서 나쁜 결과가 나왔다는 식이다. 나도 예외는 아니어서 비슷한 패턴으로 원망 아닌 원망을 듣기도 했다.

L씨 역시 이틀 뒤 신약을 투여할 예정인데, 실험약 치료의 성공확률이 고작 2%밖에 안 된다는 말을 전달하자 얼굴이 새까맣게 변했다. 그리고 심하게 투덜거렸다.

"괜히 여기까지 왔구먼. 돈만 버렸네. 돈만 버렸어."

"1%의 희망이라도 그게 어디입니까? 일단 의사를 믿고 치료를 받으세요. 아직 끝난 게 아니지 않습니까?"

미국인 환자였다면 아마 대단히 긍정적인 반응을 보였을 것이다. 활짝 웃으면서 이렇게 말할 게 뻔하다.

"와우, 대단해요. 나에게 가능성이 있다는 거네요."

모든 미국인이 다 그렇다는 것은 아니지만, 대부분의 미국인 환자들은 자신의 병을 순순히 인정하고 자신이 1%의 희망에 당연히 들어갈 거라 생각한다. 그래서 더더욱 열심히 의사의 처방을 따른다.

한국인 환자 특유의 비관적인 태도는 타인에 대한 신뢰가 낮은 문화적 차이에서 비롯되는 것 같다. 나 역시 실컷 도와주어도 별로 좋은 소리를 듣지 못하니, 돕는 입장에서 당연히 힘이 빠지고 회의가 들 때가 많다.

하지만 수십 년째 한국인 환자들을 도우면서 아직까지는 지치지 않았다. 내가 만약 단순히 병원에 고용된 의사였다면, 월급을 받기 위해 마지못해 환자를 돌보는 의사였다면, 절대 그러지 못했을 것이다. 만약 그랬다면 엠디 앤더슨의 종신교수로 암 연구활동을 꾸준히 하지도 못했을 것이다.

내가 이렇게 오랫동안 지치지 않고 사심 없이 남을 도우며 의사로서의 사명을 수행해온 것은 어린 시절의 경험 때문이다. 전쟁통에 바로 눈앞에서 사람들이 죽어가는 광경을 지켜보면서도 내 힘으로는 아무것도 할 수 없는 현실이 무척이나 마음 아팠다. 하지만 그런 상황에서도 아버지는 늘 희망을 놓지 않으셨다. 전쟁이라는 절망적인 순간에도 누군가가 기운을 내고 여러 사람이 힘을 합하면 고난을 이겨낼 수 있다는 의지를 몸소 보여주셨다.

"의신아, 무섭다고 자꾸 겁을 내면 안 된다. 이럴 때일수록 정신을 똑바로 차려야 해. 친구들과 행복하게 놀던 때를 떠올리면서 자주 웃도록 해라."

아버지는 내 머리를 쓰다듬으며 이런 말씀을 자주 해주셨다. 정말 그 말씀을 떠올리면 마음 한쪽이 밝아지면서 배짱과 용기가 생기는 것 같았다.

환자가 가져야 할 가장 중요한 마음가짐은 병에 휘둘리지 않겠다는 의지와 어떤 상황에서든 웃을 수 있는 여유다. 내가 의사가 된 이후로 지금까지 몸으로 직접 깨달은 것이다. 대부분의 사람들이 암에 걸리면 하늘이 무너진 것처럼 군다. 환자 입장에서 보면 당연한 태도지만, 냉정하게 말해서 그런다고 병이 사라지는 것은 아니다.

우선 왜 건강을 잃게 되었는지 냉정하게 판단해볼 필요가 있다. 과도한 걱정이나 정신적 스트레스가 암을 키운다는 사실은 이미 많은 사람들이 알고 있다. 그러니 계속 그런 정신 상태를 유지하고 바꾸지 않는다는 것은, 시작부터 암과의 싸움을 포기하겠다는 것이나 다름없다.

살고 싶은 욕구가 들면 내가 왜 꼭 살아야 하는지를 짚어보아야 한다. 때로는 환자의 각오나 마음 상태가 기적을 일으킨다. 불행한 마음은 불행을, 희망적인 마음은 희망을 가져온다. 당연히 전자는 스스로를 더 큰 불행에 빠뜨리고, 후자는 스스로를 구원한다. 그래서 나는 환자들에게 아버지가 해주신 말씀처럼 이렇게 말한다.

"겁먹지 마세요! 1%의 희망이라도 희망을 믿기로 했다면 스스로 노력하세요."

사실상 이 말을 믿고 따라주는 환자는 별로 없는 것 같아 안타깝다. 하지만 1%의 기적에 속하는 사람들은 바로 마음의 힘을 알고 잘 활용하는 사람들이다.

얼마나 살지 묻지 말고,
어떻게 살지 고민하라

"폐암 3기입니다. 이미 상당히 진행된 상태로 암세포가 림프절과 가슴 전체에 퍼져 있습니다."

서릿발 같은 의사의 말에 듣고 있던 사람의 무릎이 단숨에 무너졌다. 환자에게 암을 진단할 때 담당의사는 물론이고, 그에 앞서 담당의사에게 영상을 보여주며 진단을 내리는 나 역시 고통스럽다. 환자에게 '남은 시간 동안 마음 굳게 먹고, 두 눈 부릅뜨고 살아야 한다'고 말하는 것과 다름없다.

엠디 앤더슨에 재직하면서 나는 참으로 여러 유형의 환자를 만났다. 그리고 인간이 얼마나 강하고도 나약한 존재인지를 매번 실감했다. 대부분의 환자들이 특히 수치에 관해서 매우 신경질적인 반응을 보인다.

인간은 환경의 지배를 많이 받을 수밖에 없다. 그래서 각자 자신이 살아온 방식을 고수한다. 몸도 다르고 약에 대한 반응도 다르지만, 질병을 대하는 자세 또한 다르다. 암환자라는 공통분모가 있어도 그것에 대해 대처하는 자세는 천차만별이다.

암의 기수를 살펴보면, 1기는 치료 성공률로 따졌을 때 90% 안팎이고, 2기는 생존 가능성 60~70%, 3기는 생존 가능성 30%에 해당된다. 마지막 4기는 암이 전신에 퍼져 통계학적으로 완치가 불가능한 상태를 말한다. 따라서 암치료의 주된 목적은 완치가 아니라 생존이다.

미국의 경우 의사가 환자에게 병의 기수는 알려주어도 완치 가능성은 입에 올리지 않는다. 치료 성공률이 80%에 육박할지라도, 해당 환자가 나머지 20%에 속할 수도 있기 때문에 말을 아낀다. 말 한마디가 소송의 빌미가 될 수도 있기 때문이다.

기독교 사회라서 그런지 내가 만난 미국인 의사들은 신의 영역을 감히 넘보지 않으려 하는 것처럼 보였다. 환자와 보호자들도 대부분은 신의 영역에 해당하는 죽음의 기한에 대해 집착이나 미련을 갖지 않는다. 또한 숫자에 휘둘리지 않고 눈앞에 닥친 상황을 겸손하게 받아들이며 치료에 집중한다. 그런데 모든 환자가 이렇게 수치에 의연하게 반응하는 것은 아니다.

한국에서 온 환자들은 대부분 화학요법으로 1차 치료에서 약을 써보고, 효과를 보지 못했거나 경과가 좋지 않아서 찾아오는 경우가 많다.

보통 항암제를 이용한 1차 치료의 성공 가능성은 50% 정도이고, 2차는 30%, 3차는 10% 정도라고 보면 된다. 아직 개발 중인 실험약은 1% 정도다.

한국인 환자들에게 치료법이나 약품을 5가지 정도 설명해주고 그중 2가지를 고르라고 하면 대개 "뭐 이런 경우가 다 있느냐?"고 당황스러워한다. 불같이 화를 내는 환자도 있다. 하지만 미국에서는 의사가 2가지 방법을 콕 찍어 정해주면서 "이 약을 쓰면 잘 나을 것입니다."라고 말하면 고소를 당한다. 결과에 대해서 누구도 장담할 수 없는 일이기 때문이다.

그 누구도 귀한 목숨을 두고 더 산다거나 못 산다고 장담할 수는 없다. 그래서 반드시 환자에게 2가지 방법을 스스로 선택하도록 하는 것이다. 2가지 약으로 효과를 높이는 것을 '칵테일 요법'이라고 부른다. 이때 거의 대부분의 환자가 의사에게 이렇게 되묻는다. "이걸 쓰면 얼마나 듭니까?" 혹은 "이걸 써서 내가 얼마나 더 살 수 있습니까?"라고. 단언컨대 그것은 아무도 모르는 일이다. 그래서 미국인 의사들은 솔직하게 "그건 아무도 장담할 수 없다."고 답변한다. 하지만 한국의 경우는 어떨까? 한국인 의사들은 이 질문에 시원시원하게 답변을 한다. 가장 흔한 예로, 한국의 드라마를 보면 늘 의사가 주인공에게 암이라고 진단을 하면서 '길어야 3개월'이라는 대사를 아무렇지 않게 한다. 이런 의사는 아마 전 세계에서 한국인 의사가 유일할 것이다.

환자에게 어떤 치료방식을 선택하겠느냐는 물음도 거의 없다. 일단 처방전을 써놓고 통보한다. 모든 병원이 다 그렇다고 단언할 수는 없지만, 꽤 많은 병원에서 그런 모습을 실제로 목격했다. 한국의 환자들은 확실한 답변을 원하기 때문에 어쩌면 의사들도 어쩔 수 없이 그런 답을 내놓는지 모르겠다. 환자들이 무조건 "앞으로 2년은 더 살 수 있다." 같은 정답을 요구하니까 말이다. 하지만 암의 기본 원리를 알면 의사에게 이런 질문을 할 수가 없다.

알다시피 우리 몸에는 DNA가 있는데, DNA를 구성하는 성분은 4가지 염기다. 그 4가지 성분의 배열이 모두 다르기 때문에 지구 위에 존재하는 70억 인구는 제각각 생각과 감정, 행동이 모두 다른 것이다. 그러므로 약에 대한 반응 또한 전부 다를 수밖에 없다. 수치는 둘째 치고, 개개인의 체력과 마음가짐이 다르니 치료결과는 당연히 다르게 나온다.

병원에서 암환자에게 쓰는 약은 10가지 정도다. 그중 5가지만 써도 암세포를 많이 없앨 수 있다. 하지만 5가지를 다 쓰면 멀쩡한 세포들이 암세포와 함께 죽는다. 그래서 할 수 없이 2가지 혹은 많이 쓰는 경우에 3가지 정도를 쓴다. 사람마다 약에 대한 반응에 차이가 있기 때문에 어떤 방식으로 2~3가지의 약을 써야 암이 없어질지는 아무도 모른다. 이게 현대의학의 가장 큰 문제점이다. 모든 상황을 수치화하고 규격화하려는 맹점을 경계해야 한다.

"암은 완치가 불가능합니다. 긍정적이고 겸손한 자세로 잘 먹고 잘 자고 잘 움직이면 암의 활동을 다소 지연시킬 수 있습니다."

지난 10년 동안 나는 한국에 갈 때마다 여러 매체와의 인터뷰를 통해 늘 똑같은 소리를 해왔다. 한국에서 발표된 통계를 보면 한국인의 교육 수준은 세계적으로 대단히 높다. 한국 남성의 경우는 세계 1위이고, 여성은 2위나 3위를 차지한다. 그러니까 한국 남성은 상당수가 대학 졸업자라고 보면 된다. 남녀를 불문하고 이렇게 지적인 수준이 높은데도, 행동 양식은 그에 미치지 못하는 것 같다. 간단한 예로, 거리에 좋은 차는 넘치는데 운전 매너는 바닥이다.

우리나라 사람들은 어떤 결정을 내릴 때 이성적인 판단이 아니라 감정적으로 처리하는 경향이 크다. 심지어 의사들 중에도 이런 사람들이 있다. 질병 앞에서는 무엇보다 냉철하고 이성적인 마음가짐이 필요하다. 자신의 병을 앞에 두고 객관적인 시각을 갖는다는 게 말처럼 쉬운 일은 아니겠지만, 힘들더라도 객관적인 자세를 유지하려는 노력은 해봐야 할 것이 아닌가.

한국인 환자와 미국인 환자 사이에는 다른 점이 참 많지만, 그중에서도 신기할 정도로 정반대인 모습이 하나 있다. 의사가 "이 방법을 쓰면 30% 정도는 효과를 봅니다."라고 말하면 미국인 환자는 얼굴 가득 환한 미소를 품는다.

"오, 하나님, 감사합니다! 닥터 김, 제게 희망을 줘서 고마워요."

"고맙긴요. 이제부터 시작이죠. 제가 한 일은 아무것도 없어요."

"아니에요. 저에게는 정말 기적 같은 소리를 전해주신 겁니다."

그들은 '30% 정도'라는 말에 진심으로 기뻐한다. 반대로 한국인 환자의 경우 '50% 이상'이 아니면 먼저 고개를 외로 꼬고 "에이씨, 괜히 왔네."라는 말부터 중얼거린다. 어느 중년의 자궁암 환자는 수술 날짜를 받아 놓고 자기가 죽으면 남편이 젊은 여자와 재혼할 것이라며 근심했다. 한 정치인은 자신이 없는 한국의 안위를 걱정했고, 한 경영자는 자신이 없으면 회사가 부도날 것이라고 고민했다. 하지만 이런 수치만 가지고 자신의 남은 생을 속단하기에는 이르다.

엠디 앤더슨에 찾아온 한국인 환자들을 보면 하나같이 세 군데 정도의 병원은 기본적으로 가보고 온 경우다. 여기저기 가보아도 병이 나을 기미가 없으니 큰돈을 들여 미국까지 건너온 것이다. 부산에 사는 환자가 서울에 있는 병원에 와서 부산과 서울을 오가며 치료를 받기도 하는데, 내가 보기에는 정말로 어리석은 일이다. 부산에서 죽을 사람은 서울에 와도 죽는다. 여기저기 병원을 옮겨 다닌다고 좋은 것이 아니다. 힘만 들고 시간만 간다.

병을 두려워하거나 겁을 먹고 불안해하면, 이미 지는 싸움이다. 낮은 치료 성공률에 놀라 밤잠과 밥맛을 잃으면, 암과 싸워야 할 면역세포들도 주인과 똑같이 힘을 잃고 제 할 일을 놓아버린다. 결국 자발적으로 암세포를 키우는 꼴밖에 안 된다.

우리나라 사람들은 암치료에 얼마나 진전이 있는지 알아보기 위해 CT를 찍으면 그날부터 결과에 목숨을 건다. 밤새 초조한 심정으로 한숨도 못 자고 뒤척이다 이른 새벽에 전화를 걸어 검사결과를 재촉한다. 조금이라도 나빠졌다는 소견을 들으면 그 순간부터 또다시 머리를 싸매고 드러눕는다. 잠도 못 자고 먹지도 못하고 미열이 시작된다. 하지만 항암치료를 하는 과정에서 병세가 조금씩 오르락내리락하는 것은 매우 흔한 증상이다. 이렇게 일희일비하는 자세라면 세상 어느 병원에 가든 죽음은 점점 가까워진다.

먼저 마음의 짐을 내려놓아야 한다. 초연해지려는 마음가짐이 절실하다. 거듭 강조하지만, 요즘 한국의 의료기술은 세계 어느 곳과 비교해도 뒤처지지 않는다. 전문성과 정보력도 뛰어나다. 하지만 1차 항암치료 후에 환자를 계속 지켜보는 전문가들이 좀더 필요할 것 같다.

실력 있는 의사와 긍정적인 믿음을 가진 환자가 만났을 때 치료 효과가 배가된다. 수치만 보고 좌절하기에는 너무 이르다. 그러니 마음을 편안히 먹자. 5%의 가능성도 결코 적은 게 아니다. 1%라도 가능성이 있다면 희망이 있는 것이다. 또한 죽음을 의연히 받아들이려는 자세를 가진다면 살 수 있는 희망도 그만큼 커진다.

농담하는 사람
vs.
대성통곡하는 사람

"저 사람 암환자 맞아?"

"글쎄, 무슨 말기 암환자가 저렇게 노래를 흥얼흥얼하고 싱글싱글 웃으면서 다니지?"

"저 백인 여자 봐. 암환자가 고기를 저렇게 맛있게 먹어도 되나?"

"그러게. 암환자가 고기를 먹어도 되는지 의사 선생님한테 물어봐야겠네."

한국인 환자가 입원해 있는 병실을 지나다 보면 이런 대화가 곧잘 들려온다. 우거지상을 하고 누워 있어도 모자랄 암환자가, 무척 명랑하게 웃고 밥도 잘 먹고 활기차게 산책하는 모습이 한국인 환자의 눈에는 도통 이해가 되지 않는 것이다.

그런데 이런 모습이 한국인의 시각에서 보면 좀 의아하겠지만, 미국인의 시각에서 보면 어느 정도는 자연스러운 모습이다. 질병이나 죽음을 대하는 문화가 다르다 보니 우리는 이런 모습에 조금 놀랄 수밖에 없다.

'곧 죽는다'고 하면 누구나 슬프겠지만, '오늘 죽더라도 최대한 행복하게 살다 죽겠다'는 그들의 태도를 보면 죽음이 꼭 공포의 대상만은 아닌 것 같다.

암치료를 시작하면 입맛이 떨어지고 먹지 않아도 배가 부른 증상이 생기는데, 그래서 잘 먹지 못하면 체력이 약해지고 병이 더 악화된다. 사람들이 가진 편견 중 하나가 '암에 걸리면 고기를 먹으면 안 된다'고 생각하는 것이다. 하지만 이것은 맞지 않다. 암에 걸리면 무엇보다 잘 먹어야 한다. 그렇지 않으면 당장 빈혈이 생긴다.

사람의 혈액 속에는 적혈구가 있고 그 속에 헤모글로빈이 있다. 헤모글로빈 수치가 떨어지면 여러 가지 항암기능이 떨어진다. 그러니 치료가 힘들다. 또한 우리 몸에는 세포가 대략 10조 개가 있는데 장 안에 정상세균이 100조 개가 있다. 그런데 이 세균 하나하나가 자체적으로 특이한 DNA를 가지는 독립적인 생명체다. 이것들이 조화를 이뤄 위장에서 음식과 물을 분해하고 흡수하는 역할을 한다. 그래서 위장이 원활하게 기능하려면 스트레스가 적어야 한다.

사촌이 땅을 사면 배가 아프다는 속담처럼, 사람은 스트레스를 받으면 일단 배가 불편해진다. 그 이유는 위장의 세균과 자율신경이 연결되어 있어서다. 사실 한국인 치고 위장병 없는 사람이 없다. 이는 성격이 급하고 '빨리, 빨리!'를 좋아하는 생활습관과도 연관이 있다. 마음을 잘 다스려야 위도 덜 불편하다. 고기를 먹더라도 천천히 꼭꼭 씹어 먹으면 위의 부담이 줄어든다.

암세포도 마찬가지다. 세포 하나하나가 다 다르다. 암세포의 종류도 각양각색인데 대충 500여 가지로 나눌 수 있다. 현대인들은 과도한 스트레스에 무방비로 노출되어 있고, 요즘 3명 중 1명이 암에 걸린다는 사실은 상식이 되어버렸다. 수명이 길어지다 보니 암환자 역시 같이 느는 추세다. 머지않아 성인 남성의 경우 2명 중 1명이 암에 걸린다는 말이 나올 정도다. 그래서 고령화 시대에 암은 심장질환, 당뇨병, 고혈압처럼 누구나 걸릴 수 있는 만성질환이다.

암의 기전을 연구하면 할수록 암은 근본적인 치료가 불가능하다는 것을 깨닫게 되었다. 따라서 예방을 철저히 하는 수밖에 없다. 자신의 가족력을 잘 살피고 규칙적인 생활과 적당한 휴식에 각별히 신경 쓰면서 예방하는 것이 중요하다. 무엇보다 과욕을 부리지 않는 식습관과 매사에 평정심을 잃지 않는 마음가짐과 생활태도가 암을 예방하는 첫걸음이다.

한국인의 경우, 건강검진 시스템이 잘 되어 있기 때문에 암을 조기에 발견하는 경우가 많다. 당연히 초기에 발견할수록 치료가 수월하다. 암이라는 진단을 받으면 '아, 이제 곧 죽겠구나'가 아니라 '앞으로 암이랑 같이 잘 살면 되겠구나' 하고 생각하는 것이 좋다. 현대 사회는 이미 의식주의 변화와 함께 '암 동거 시대'에 돌입했다.

일단 암세포가 발견되면 평생 치료를 해야 한다. 우연히 암이 발견되어 수술을 하고 난 뒤에도 빠르면 2~3년, 늦으면 10~20년이 지난 후에 재발하는 사람들이 얼마든지 있다. 재발의 가능성이 있음을 상식으로 받아들이고 꼼꼼히 체크하며 관리하면 큰 문제 없이 살아갈 수 있다. 수술 등으로 괜찮아졌다고 해도 사는 동안은 내내 조심하는 것이 가장 좋은 예방책이다. 암과 같은 만성병은 전문의에게 맡겨야 하지만 치료의 주체는 환자라는 점도 잊어서는 안 된다.

암 치료의 길은 여전히 도전적이지만, 의학과 기술의 발전으로 치료 가능성이 크게 높아졌다. 지난 10년간 분자생물학과 유전학의 발전으로 DNA 시퀀싱(DNA sequencing, DNA 염기서열결정)이 가능해지면서 표적치료와 정밀치료는 물론, 면역치료 분야에서도 큰 성과가 나타났다. 특히 환자의 면역세포를 활용한 CAR-T 치료가 혈액암 치료에서 뛰어난 효과를 보이고 있다. 또한 로봇과 컴퓨터를 활용한 수술 기술이 발전하면서, 국소적인 암 치료를 위한 방사선치료도 높은 에너지를 이용하여 더욱 정밀해졌다. 진단분야에서도 고해상도 영상기술과 액체생검 liquid biopsy을 활용해 보다 정확한 감별진단과 치료효과 평가가 가능해졌다.

최근 영국에서는 mRNA를 기반으로 한 암 백신이 개발되고 있으며, 폐암과 유방암 치료에 아테졸리주맙 Atezolizumab 또는 티센트릭 Tecentriq을 이용해 단 7분 만에 치료가 가능해졌다. 또한 주사와 아나스트로졸 Anastrozole과 같은 경구약물을 통해 유방암 위험을 낮추는 치료법이 등장했으며, 자궁경부암 항암치료 역시 한층 더 짧은 시간 안에 가능해졌다. 이와 함께 소낭 vesicle 분석기술을 활용해 췌장암과 방광암의 조기진단이 가능해졌으며, 인공지능 AI은 유방암 선별 검사 screening trials 과정의 정확도를 높여 새로운 암 치료법 개발에 대한 기대감을 더욱 키우고 있다.

"선생님, 저 얼마나 더 사나요? 이 약 먹으면 살 수 있는 건가요? 저 좀 살려주세요."

마음가짐을 좀더 편안히 먹으라고 해도 매번 이렇게 매달리고 울부짖는 환자가 있다. 안타깝기 그지없다. 의사는 신이 아니다. 아무리 좋은 약도 만병통치약은 아니다. 지푸라기라도 잡는 심정으로 묻고 또 묻지만, 환자가 해야 할 일은 이번 기회를 통해 마음공부를 하는 것이다. 평소 소홀히 했던 자신의 마음을 돌아보고, 평정심을 되찾은 상태로 병에 대처하는 자세가 필요하다. 그래야 몸의 밸런스가 유지된다.

앞에서 이야기했듯이 미국 사람들의 경우 환자는 물론이고 환자 가족들이 우는 것을 본 적이 없다. 그런데 한국인 환자들은 유독 대성통곡을 하며 세상이 무너진 것처럼 근심 걱정에 휩싸인다.

내 나이가 올해 83세이고 나 역시 예외일 수 없어서 주변의 미국인 친구들을 여러 명 하늘로 떠나보냈다. 그때마다 병문안이나 장례식장에 가는데, 가서 보면 우는 사람이 없다. 처음에는 그러한 문화적 차이에 조금 혼란스러웠다. 심지어 곧 죽을 사람인데도 내일 만나 함께 골프를 칠 것처럼 나에게 농담을 했다.

"의신, 너 골프 연습 많이 하고 와라. 내가 먼저 가서 골프장 잔디 관리해놓을게. 거기서 만나자."

"하늘나라 맥주도 맛있으려나. 나중에 한잔하자고."

"날씨 더운 건 질색인데 여기보다 더 더우면 어쩌지."

"이왕이면 털북숭이 남자 천사 말고 예쁜 아가씨 천사가 마중 나오면 좋겠어. 기도나 해줘."

그 친구들은 죽음을 대하는 자세가 초연하고 성숙했다. 죽기 전날까지 농담을 하는 그들의 여유가 부럽기까지 했다. 누구나 죽는다. 나만 죽는다고 생각하면 공포스럽지만 예외가 없다는 것을 인정하면 얼마간 초연해진다. 죽음이란, 조금 앞당겨서든 혹은 조금 뒤늦게든 약간의 시간차를 두고 모두에게 찾아온다.

매사에 근심이 많고 걱정이 지나친 사람은 뇌하수체에서 나오는 호르몬이 적게 분비된다. 간뇌의 일부인 '시상하부 hypothalamus'는 뇌하수체와 연결되는 곳에 있는데, 이곳은 우리 몸의 균형을 지휘하는 총사령부로 뇌하수체의 호르몬 분비를 주관한다. 그런데 걱정이 지나치게 많아지면 이 부위가 작동하는 데 문제가 생긴다.

구조적으로 시상하부는 신경 조절과 호르몬 분비에 연관이 있다. 그래서 우리가 걱정을 많이 하면 뇌하수체에서 식욕을 돋게 하는 그렐린 Ghrelin이라는 호르몬이 적게 분비된다. 또한 위장의 연동운동을 좌우하는 10번째 뇌세포가 기능을 제대로 발휘하지 못한다. 그러면 위장이 무기력해지고 늘어질 수밖에 없다.

위장이 활발하게 움직여야 음식물이 잘 소화되고 가스가 나오는

데 그렐린 분비가 적어지고 신경기능이 떨어지면 소화기능이 저하된다. 안 먹어도 배가 불룩하다. 게다가 걱정을 많이 하면 잠을 잘 못 잔다. 그러면 수면제를 찾게 되는데 수면제는 위장을 더 늘어지게 한다. 입맛을 잃어 점점 더 안 먹고, 수면장애까지 심해지면 병이 악화되는 것은 시간문제다. 억지로라도 먹고 물도 많이 마셔야 한다.

"선생님, 주스도 안 넘어가는데 어떻게 합니까? 음식이 목구멍에서 탁 걸려요."

이렇게 음식을 못 먹겠다고 하소연하는 환자들이 많다. 암은 유방에 번져 있는데 왜 목에서 음식이 걸려 안 넘어갈까? 정신과에서 진단을 받아보면 대부분 히스테리 증상이다. 이런 경우 영양섭취가 잘 안 되니 치료 역시 제대로 되지 않는다. 의사가 먹으라고 하는 데는 다 이유가 있다. 그 말을 믿고 잘 따라야 한다. 앞에서도 말했지만 미국 병원에서 피골이 상접한 얼굴로 누워 있는 사람을 보면 대개 한국인이다. 이런 환자들을 보면 너무나 안타깝다.

병에 짓눌려 남은 시간마저 불행하게 보내기보다 내게 온 암을 잘 구슬려 조금 더 오래 즐겁게 살다 가는 것이 더 나은 삶이다. 병은 마음에서부터 온다. 마음이 병들면 몸도 병든다. 이 간명한 이치를 잘 새기며 마음공부를 하는 것이 병을 다스리는 좋은 방법이다.

거짓말 같은 기적을 만들어낸
아름다운 사람들

"선생님, 저 사람 좀 보세요. 저 환자는 기적이라고밖에 볼 수가 없어요."

암이 온몸에 급속도로 퍼져 당장 오늘내일하는 환자였다. 아무리 봐도 살아날 수 있을 것 같지 않았던 그가 거짓말처럼 6개월을 넘기고, 1년을 넘기고, 2~3년 뒤에도 잘 살아간다.

40년 넘게 암환자들을 만나면서 과학적으로는 도무지 설명이 안 되는 일들도 많이 경험했다. 엠디 앤더슨의 의사들은 이런 경우를 '기적'이라고 부른다. 암이 완전히 없어진 것도 아니고 몸속에 남아 있는데, 더는 진행되지 않고 멈춰버린 불가사의한 상황을 말한다.

평소에 각별하게 여기던 S라는 후배 의사가 있었다. 어려서부터 축농증을 앓았던 터라 이비인후과 의사가 되는 것이 자신의 꿈이었다고 했다. 드디어 S는 이비인후과 전문의 자격증을 따고 병원을 개업했다. 꿈을 이룬 사람들이 다들 그렇듯이 S는 누구보다 열심히 환자를 돌보면서 행복한 나날을 보내게 되었다.

그러던 어느 날, 코를 푸니 농에 피가 섞여 나왔다. 그동안 툭하면 코피를 펑펑 쏟았는데 자신의 전공 분야라서 '그럴 수도 있다'고 생각하고 대수롭지 않게 여겼던 모양이다. 부랴부랴 큰 병원에 가서 검사를 해보니 코를 둘러싼 얼굴뼈에서 암세포가 발견되었다. 그리고 S는 엠디 앤더슨에서 얼굴뼈의 상당 부분을 드러내는 수술을 받았다.

불행히도 S의 암은 수술 후에도 계속 재발해서 무려 15번의 수술과 방사선치료를 받아야 했다. 나중에는 암이 두개골 바닥과 안구에까지 퍼져서 뇌 일부와 한쪽 눈을 절제해야 했다. 본인과 가족은 물론이고 치료를 결정했던 나 역시 차마 얼굴을 똑바로 쳐다보기 미안할 지경이 되었다. 그 이상의 치료는 시도조차 할 수 없었다.

수술과 방사선치료는 물론이고 좋다는 약을 다 써봤지만 S의 병세는 호전될 기미가 보이지 않았다. S는 절망했지만 자신 앞에 놓인 결과를 담담히 받아들이고 편안하게 죽음을 맞겠다고 했다.

"선배님, 하나님이 저 같은 사람을 죽게 내버려두면 큰 손해 아닌가요? 저 같은 사람이 하나님의 힘으로 살아나야 전도가 되지 않겠어요?" S는 여유롭게 농담을 던질 정도로 자신을 내려놓은 상태였다. 태평양이 보이는 캘리포니아 해변 옆에 집을 얻은 그는 차근차근 죽음을 준비했다. 당시 그의 담당의사는 S에게 남은 시간이 길어야

3~5개월 정도라고 나에게 귀띔해주었다.

그런데 5개월이 지나고 1년, 2년이 흘러도 S는 죽지 않았다. 그렇게 시간이 흘러 무려 31년이 흘렀다. 나는 요즘 S로부터 더 자주 안부전화를 받고 있다. S는 해마다 그의 몸속에 있는 암세포의 사진을 찍어서 관찰했는데, 죽음을 준비한 그 순간부터 암세포가 더 자라거나 전이되지 않고 그대로 멈춰 있다는 것이다. 이런 것을 두고 기적이라고 말하는 걸까? 나도 의사지만 과학적으로는 도저히 설명할 방법이 없다.

S는 방마다 조그마한 스피커를 설치해놓고 성가곡을 듣는다고 했다. 그러면 마음이 평온해진다는 것이다. 바쁘다는 핑계로 나가지 않던 교회도 꾸준히 나간다. 비록 얼굴에 장애가 남았지만 봉사활동에도 열심이다. 다시 시작하는 삶이니 감사하지 않을 수가 없기 때문이라고 한다.

50대 초반의 재미교포인 O 역시 난소암으로 죽음의 문턱까지 다녀온 사람이다. 암세포를 발견할 당시에는 몸속에 암덩어리가 20개도 넘게 있었다. 하지만 지금까지 25년 이상 살다 최근에 하나님의 부르심을 받았다. 꾸준히 치료하면 암세포는 작아졌다가 커지기를 반복했다. 암수치 역시 오르락내리락하지만 생명에는 큰 지장이 없었다.

진단을 받을 당시에 전문의가 "길어야 3년 정도 남았다."고 했다는데, O는 삶을 이어갔다. 처음에는 자녀들이 중고등학생이 될 때까지 5년만 더 살게 해달라고 기도했고, 나중에는 아이들이 결혼하는 모습만 보게 해달라고 또 5년을 빌었다.

"이렇게 내리 25년을 살고 나니까 더는 욕심을 부릴 수가 없잖아요. 그저 하루하루를 열심히, 감사하는 마음으로 살고 있어요."

지난 시간의 극적인 상황들을 떠올리며 O는 웃었다. 그렇다고 O의 암이 완전히 진행을 멈춘 것은 아니었다. 암은 횡경막까지 올라와서 평소에 숨쉬기가 힘들고 통증까지 극심해졌다. 하지만 그녀는 이렇게 말했다.

"박사님, 저는 약에 의존하고 싶지 않아요. 대신 제가 겪은 것만큼 아픈 사람들, 더 절망적인 사람들을 위해 작은 힘이나마 보탤 수 있으면 좋겠어요. 앞으로는 하나님을 더 의지하겠어요."

처음에 이런 이야기를 들었을 때 나는 몹시 당황스러웠다. 목숨이 경각에 달린 암환자가 약과 치료를 거부하고 봉사활동을 하겠다니. 급기야 O는 치료를 거부하고 약까지 끊었다. 그러자 난소암 지표인 'CA125' 수치가 정상인에 비해 20배나 높게 나올 정도로 올라갔다. 그런데 어느 순간부터 거짓말처럼 그 수치가 떨어졌다. 삶에 대한 집착을 버리고 오직 감사한 마음으로 남을 위한 봉사에 매진한 결과라고 생각한다. 의사인 나로서도 그 이유가 무엇인지 뚜렷하게 짚어낼 말이 떠오르지 않는다. 오로지 하나님만이 아실 일이다.

기적이 사람에게만 오는 것은 아니다. 동물도 그렇다. 내가 아는 한 산부인과 병원장이 집에서 뽀삐라는 개를 길렀는데, 어느 날 보니 배가 통통하더란다. 상태가 심상치 않아 보여서 동물병원에 데려가

배를 열어보았더니 뽀삐는 난소암이 심각한 상태였다. 이쯤 되면 죽은 것과 마찬가지라서 집안일을 도와주는 아주머니에게 동물병원에 다시 데려가서 개를 안락사시키라고 했다. 오랜 시간 정을 주고 기른 개를 더는 고통스럽게 할 수 없었다는 것이다.

그런데 평소에 뽀삐를 좋아했던 도우미 아주머니가 차마 안락사를 시킬 수가 없어서 퇴근할 때 자신의 집으로 데리고 간 모양이었다. 그 사실을 모르고 있다가 몇 년이 지난 후에, 우연히 건강하게 뛰노는 뽀삐를 발견한 병원장이 깜짝 놀랐다. 죽은 줄 알았던 뽀삐가 멀쩡하게 살아 있었으니 어떻게 놀라지 않을 수 있었겠는가. 뽀삐를 병원으로 데려가서 CT을 찍어보니 퍼져 있던 난소암이 모두 사라졌다고 한다. 이것이야말로 기적이라는 말 외에는 달리 표현할 방법이 없다.

내가 직접 본 환자들은 암세포가 사라졌다기보다 진행이 정지된 경우들이었다. 우리는 아직도 암에 대해 모르는 것이 너무나 많다. 그 말은 곧 '아무도 모르는 일에 대해 지나치게 근심하고 걱정할 필요가 없다'는 뜻이기도 하다. 걱정해봐야 별 소용이 없다. 기적은 누구에게 올지 모른다. 암의 진행이 멈춘 사람들의 이야기를 들어보면, 공통적으로 죽음을 앞두었을 때 마음을 완전히 비웠고 그 후로는 모든 통증이 사라졌다고 한다.

이미 세상을 떠났어야 할 사람들이 계속 나를 만나러 오는 경우가 종종 있다. 그런 경우도 과학으로는 설명할 수 없다. 다만 이들의 공통점은 끝없는 인간의 욕망을 접었다는 것, 그야말로 모든 것을 다 내려놓았다는 것이다. 놓아버리는 순간 새 삶이 주어졌다.

통합진료 시스템,
의료환경의 미래 비전

"신경외과 닥터 여러분들은 지금 종양내과, 외과, 병리학과 통합 암 진료과로 와주세요."

하루에도 여러 차례 호출을 받은 의사들이 종종걸음으로 층계와 엘리베이터를 통해 이동한다. 엠디 앤더슨의 시스템은 철저히 환자 중심의 통합진료를 원칙으로 삼는다. 암환자가 수술을 할지 항암제를 먹을지는, 각 분야의 전문의가 회의를 해서 제안하면 환자가 결정한다. 만약 환자가 수술을 거부하면 차선책을 의논한다. 치료과정에서 환자의 역할이 매우 주체적이라는 증거다. 엠디 앤더슨에 병상은 550개인데 의료진은 약 1,500명 의사와 암연구 박사들을 포함한 1만 8,700명 정도다. 의료진의 수를 비교하면 한국의 대형병원보다 10배가량 많다.

한번은 동료의사 제이드가 어느 유방암 환자를 붙들고 2시간이 넘도록 진료하는 모습을 보았다. 뒤에는 대기 환자가 줄줄이 있었는데, 두 사람의 질의응답은 끝날 줄을 몰랐다. 나는 걱정스러워서 진료실 밖에서 기다리는 환자들에게 조심스럽게 물었다.

"이렇게 오랜 시간 기다리는데 괜찮아요?"

모두 이구동성 "노프라블럼 No problem!"이란다. 문제가 없다는 말이다. 만약 자신이 절박한 상황에 처한다면, 그때도 이 의사가 마찬가지로 자신에게 충분히 집중해줄 것이라고 믿기 때문이다. 이토록 순수하게 누군가를 믿을 수 있다니! 이런 신뢰를 주는 병원과 의사가 존경스러웠다.

엠디 앤더슨의 환자 중심의 진료는 이 정도에서 만족하지 않는다. 여기에 한술 더 떠서 환자가 암에 걸렸을 때 당황하지 않도록 통합 암 진료과를 운영한다. 암진단을 받은 뒤에 아직 치료를 시작하지 않는 환자들이 통합 암 진료과로 몰린다.

통합 암 진료과는 외부에서 암진단을 받고 찾아온 환자가 여러 진료과를 전전하지 않도록 해주는 시스템이다. 이곳에 가면 환자는 분야별 암전문의에게 동시에 진료를 받을 수 있다. 외과, 내과, 방사선과 등 여러 과의 전문의들이 결과를 놓고 토론을 한다. 그 과정을 거쳐서 이 환자가 수술을 먼저 해야 할지, 아니면 방사선치료를 할지, 항암제를 시도할지 등 치료방침을 환자에게 제시하는 것이다. 한마디로 암 치료와 관련해서 한 방에 꼼꼼하게 교통정리를 해주는 셈이다.

암치료는 처음에 어떻게 시작하느냐가 무척 중요하다. 치료과정에서 암의 반응은 물론 환자의 몸 상태가 끊임없이 변하기 때문에, 전문가의 날카로운 분석과 도움이 반드시 필요하다. 처음에 방향을 잘못 잡으면 환자의 고생은 말도 못하게 커진다. 또한 심리적으로도 환자가 의료진에 대해 확실한 신뢰를 가져야만 힘든 치료과정을 잘 버틸 수 있다. 그래야만 결과가 좋아지는 것은 물론이다.

이처럼 병원에서 의사와 환자들 간의 협동진료가 잘 이뤄지는게 엠디 앤더슨의 가장 큰 강점이다.

많은 사람들이 엠디 앤더슨의 의사들은 돈을 얼마나 많이 버느냐고 묻는다. 이렇게 모든 진료과정이 환자 중심으로 운영되니 아마 의사들에게 수당도 많이 줄 것이라고 기대하는 것 같다. 하지만 결론부터 말하자면 연봉 이외에 주어지는 수당은 전혀 없다. 상황이 이러하니 의사가 환자를 돈으로 여기고(수당을 더 챙기려고) 경쟁하는 일이 없다.

그렇게 대답하면 사람들이 또 묻는다. "그렇다면 연봉이 다른 곳에 비해서 엄청 높겠네요?" 하고 말이다. 하지만 아쉽게도 연봉 역시 다른 사립 대학병원의 절반 수준이다. 나 역시 아들 둘과 딸 하나를 낳아 키우면서 10년 넘게 아내와 허리띠를 바짝 졸라맸다. 그야말로 봉급과 상관없이 미국 최고의 암센터에서 일한다는 자부심만을 가슴에 달고 살았다.

의사의 연봉은 직급과 연차가 늘수록 올랐는데, 정년을 몇 년 앞두고 센터장이 되었을 때는 일이 너무 많아서 잠잘 시간도 부족할 지경이었다. 그도 그럴 것이 엠디 앤더슨에서는 경험이 많은 정교수급 의사가 더 많은 환자를 돌보고, 젊은 교수들은 임상연구와 논문발표에 매진한다. 경력을 권력으로 휘두르는 교수도 없고, 일도 별로 하지 않으면서 봉급을 챙기는 교수는 더더욱 없다.

엠디 앤더슨의 의사들은
왜 소송에서 일부러 져주나?

나는 한국에 올 때마다 병원의 서비스에 감탄하는데, 특히 부러운 점은 간호사들의 서비스다. 한국 병원에서 근무하는 간호사들은 환자에게도 무척 친절하지만, 자신들의 담당교수와 동료들을 진심으로 존경하고 따르는 것 같다. 다들 최선을 다하는 눈빛을 가지고 있어 보기 좋다. 눈에서 사람의 감정을 지우는 일은 쉽지가 않아서 감추려고 마음먹지 않으면 금방 표가 나기 마련이다.

"김 교수님, 오늘 강의 정말 최고였어요."

짧은 말 한마디지만 진심이 느껴지니 절로 기분이 좋아진다. 그러니 나 역시 최선을 다해 알려주고, 환자의 영상사진을 들여다볼 때도 더욱 공을 들이게 된다. 간호사뿐 아니라 영상 및 훌륭한 팀워크에 일조한다. 테크니션technician은 전문기술자를 보좌하는 현장기술자를 가리키는 말이다. 의사들이 환자의 영상을 보고 진단을 내리거나 치료법을 판단할 때, 그 사진을 찍는 과정에서 많은 사람들이 협력한다. 거기에 참여하는 간호사들이나 방사선과 테크니션들이 다들 참 친절하다.

나는 지난 43년간 미국의 여러 병원에서 강의를 하고 환자를 돌봤지만 간호사나 테크니션들과 속내를 털어놓고 편하게 이야기해본 적이 없다. 그 이유 중 하나가 바로 변호사 끄나풀인지 아닌지를 알 수 없어서다.

대표적인 예가 텍사스 메디컬 센터다. 이곳에는 의사가 7,000명 정도인데, 병원 근처에 상주하는 변호사가 1만 2,000명이다. 믿어지지 않겠지만, 정말 그렇다. 의사보다 더 많은 변호사들은 의료사고가 발생할 때마다 하이에나처럼 나타나 달려든다. 그들이 병원 내부에서 벌어지는 일을 귀신보다 더 잘 아는 이유가 있다. 각 병실의 간호사와 테크니션 중에 변호사의 끄나풀이 있기 때문이다. 실제로 그들은 의료사고 한 건을 변호사에게 물어다(?) 주면 대가로 변호사 수임료의 몇 퍼센트를 수수료로 받는다. 그런 조건으로 계약관계가 형성되어 있다. 그러다 보니 의사들은 '낮말은 새가 듣고 밤말은 쥐가 듣는다'라는 속담을 가슴에 새기고, 행여 사소한 실수담이라도 나눌 수가 없다.

"닥터 김, 의료사건이 접수되었으니 9월 14일까지 존슨 변호사 사무실로 나와서 조사를 받으십시오."

내 경우만 해도 여러 번 송사에 휘말린 적이 있다. 정확히 따지면 나의 잘못이 아니라 같은 팀의 레지던트나 간호사가 저지른 실수 때문이었다. 하지만 함께 10~20년 넘게 일한 간호사와 테크니션들이 일말의 고민 없이 아주 소소한 경우라도 의료사고가 생기면 '건수'로 생각하고 고발을 했다. 의사가 아무리 정신을 바짝 차리고 일해도 1년에 의사 3명 중 1명은 고소를 당한다. 실수라고 말할 수도 없는 아주 작은 일도 그들에게는 좋은 먹잇감이 되므로, 무조건 꼬투리를 잡는 것이다.

병원에서 의료진이 저지를 수 있는 실수의 유형은 여러 가지인데, 가장 잦은 경우가 오른쪽을 검사하고 왼쪽을 시술하는 경우다. 간호사가 실수로 엑스레이 사진을 뒤집어서 끼워놓는 경우에, 오른손 사진이 갑자기 왼손 사진으로 둔갑한다.

심각한 경우에 오른쪽 팔을 절단해야 하는데, 수술실에서 왼쪽 팔을 절단하는 일도 벌어진다. 실제로 매년 이런 의료사고가 발생한다. 그런데 더욱 황당한 것은, 미국의 환자들이 대부분 아픈 오른쪽 팔 대신 왼쪽 팔을 절단하는 것을 방치한다는 것이다. 왼쪽 눈에 이상이 있는데 의사가 실수로 오른쪽 눈을 들여다봐도 가만히 보고 있다. 한국인 환자라면 똑바로 하라고 소리를 버럭 지를 법도 한데, 미국인 환자들은 수술할 때는 아무 말도 하지 않고 있다가 나중에 고소를 한다. 이미 멀쩡한 팔 한쪽은 절단된 상태에서 말이다.

의사의 잘못이 아닌 간호사나 환자의 부주의 때문에 발생한 사건이라면 그 소송의 진행과정이 매우 길고 지난하다. 시간 낭비가 이만 저만이 아니다. 연구할 시간, 봉사할 시간, 일할 시간을 속절없이 갉아먹는다. 그래서 미국의 의사들은 고소를 당하면 대부분 소송을 포기하고 벌금형을 받는다. 법정에 불려다니느라 불필요한 시간을 낭비하는 게 싫고, 무엇보다 그 과정에서 명예가 실추되면 나중에 개업하기가 힘들어지기 때문이다. 대학교에 재직하고 있는 교수의 경우에는 교단을 떠나야 한다. 그래서 차라리 벌금을 내거나 보험으로 타협하는 것이 속 편하다. 나 역시 마찬가지였다. 상황이 이러하니 돈을 쉽게 벌려는 변호사들이 벌떼처럼 병원에 몰려든다. 변호사의 수가 너무 많아서 생긴 미국의 비애다.

우리 사회는
암과 '함께' 가야 한다

나는 올해 83세인데, 나이에 비해 젊어 보인다는 말을 간혹 듣는다. 이 나이에도 눈코 뜰새 없이 바쁜 일정을 무난하게 소화해내는 체력을 보면서 사람들이 덕담처럼 해주는 말이다. 실제로 나는 내가 속해 있거나 컨설턴트로 활동하는 대학의 학기 스케줄에 맞춰 미국과 한국을 오가며 세미나를 하고 강의 커리큘럼을 짠다. 한 계절 먼저 연락을 해와 어쩔 수 없이 약속한 TV 방송에도 출연한다. 대중들에게 알기 쉬운 암 예방법 강의를 하기 위해서다. 거기다 각종 매체와 인터뷰도 하고, 엠디 앤더슨에서 알고 지낸 환자의 가족들과 만나 시간을 갖기도 한다. 신문기사나 방송을 보고 무작정 숙소로 찾아오거나 전화로 연락을 해오는 환자들을 위해 짬을 내어 상담을 해주기도 한다.

사정이 이러하니 이런 내 생활을 조금이라도 아는 사람들은, 그렇게 바쁜 일정을 어떻게 소화하느냐며 고개를 절레절레 흔든다. 하지만 나는 이 모든 시간이 소중하다. 내가 알고 있는 지식이 이롭게 쓰인다는 사실에 엄청난 기쁨을 느낀다. 단 한 사람의 환자라도 희망을 갖고 삶의 의지를 되찾을 수 있다면, 의사로서의 보람은 배가되기 때문이다.

"캐서린, 오늘 컨디션 좋아 보여요!"
"고마워요, 닥터 김. 이번 주말에 저희 집에서 조촐한 디너가 있는데, 시간이 괜찮다면 부인과 와주세요."
"우리 부부는 항상 당신 팬이니 당연히 가야지요."

캐서린은 쾌활한 성격을 가진 자궁암 환자다. 발견 당시 2기였는데 그녀에겐 여덟 살짜리 딸아이가 있었다. 캐서린은 변호사 사무실에서 근무했는데 그녀의 상사가 딱한 사정을 알고 무기한 선택휴가를 제안했다. 당장 필요한 수술이나 약물치료로 어느 정도 상태가 호전되면 다시 출근을 하라는 것이었다. 보름에 한 번씩 약물치료를 하는 그녀를 격려하기 위해서였고, 아픈 환자를 집에 고립시키지 않기 위한 배려였다.

캐서린은 젊은 나이여서 암의 진행속도가 빠른 편이었다. 하지만 '조금만 더 아이의 곁을 지킬 수 있게 해주세요' 하는 간절한 기도와 치료에 들인 정성이 하늘에 도달했는지 수술 후 경과가 매우 좋았다. 캐서린은 스스로가 치료의 주체가 되었고, 다른 기관으로 암이 전이

되는 것을 막기 위해 철저하게 자기관리를 했다. 일과 가정, 몸 관리를 어느 것 하나 놓치지 않고 계획대로 차근차근 실행했다.

물론 회사의 배려가 없다면 있을 수 없는 일이었을 것이다. 동료들은 그녀가 야근을 하지 않도록 서로 돌아가며 일을 조금씩 더 챙겨 처리했고, 외부 활동이 고된 스케줄이 잡히면 기꺼이 그녀를 대신해 프로젝트를 맡아 진행했다. 스트레스를 받지 않게 해주는 배려 역시 잊지 않았다.

캐서린의 가족 역시 그녀가 용기를 잃지 않도록 응원했다. 선택한 항암제가 간혹 몸에 맞지 않아 혈압이 불규칙해지거나 체력이 떨어질 때도 있었지만, 그럴 때도 캐서린은 가족과 직장 동료들의 도움 덕분에 일을 포기하지 않았다.

한국의 암환자들은 대부분 암선고를 받으면 회사를 그만두고, 쉬어야 한다는 이유로 스스로를 집에 가두는 것 같다. 그것은 쉬는 것이 아니라 고립이다. 나름대로는 집에서 쉬는 것이 스트레스를 줄이는 방법이라고 여긴 듯하다. 하지만 개인은 물론이고 사회 전반에 걸쳐 우리가 암과 '함께' 가야 한다는 사실을 모르기 때문에 그런 것이 아닌가 하는 생각도 든다.

가령 고혈압이나 당뇨증상이 있다고 해서 하던 일을 그만두는 사람은 없다. 일을 계속하면서 적당한 긴장감을 유지하고 자신을 돌보면, 세포도 젊음을 유지할 수 있다. 과식하면 세포가 빨리 늙는 것처럼 휴식도 과도하게 하면 안 좋다. 아무런 긴장감 없이 마냥 쉬기만

하면 기분도 처지고 기운도 점점 없어진다.

　몸에 암세포가 생겼다고 해서 종일 방에 누워 '생각' 블록으로 성을 쌓고 허물기를 반복하다 보면, 스스로 체념하고 소심해지기 마련이다. 혼자서 발전시키는 생각은 자꾸만 부정적인 쪽으로 흐르기 때문이다. 그럴수록 밖으로 나가 사람들과 어울리며 나쁜 감정이나 고통을 외부로 흘려보내야 한다.

　누구나 몸속에 암세포의 씨앗을 가지고 있다. 그런데 유전적인 이유로 혹은 잘못된 생활습관 때문에 매일매일 정상세포가 세포분열을 거듭하면서 암세포로 성장한다. 그런데 이 암세포의 성장속도는 우리의 생각보다 느리다. 건강에 도움이 되는 좋은 생활습관을 가지면 암세포의 성장을 늦출 수 있다. 반대로 나쁜 식습관과 생활습관은 암세포의 성장을 빠르게 만들 수도 있다.

　인류는 여전히 무엇이 암의 원인인지 모르고, 완벽한 치료법도 모른다. 다만 암을 발생시키는 요인들에 대한 얼마간의 메커니즘 정도만 알려졌을 뿐이다.

　요즘은 유전자를 통해 암 발병률이 어느 정도인지를 예측하는데, 유전자 변형에 의해 병에 걸릴 확률이 높은지 낮은지 정도를 측정하는 수준이다. 유전자 검사만 하면 모든 질병의 원인과 발병률이 다 밝혀지는 줄 아는 사람들이 있다. 하지만 유전자에 변형이 있다고 해도 반드시 병이 생기는 것은 아니다. 또한 유전자 변형이 없다고 해서 병에 걸릴 확률이 전혀 없는 것도 아니다. 이 점을 꼭 염두에 두고 올바른 식습관과 생활습관으로 병을 사전에 예방하는 것이 최우선이다.

사람들이 나에게 자주 묻는다. 바쁜 나날을 보내면서도 어떻게 이렇게 건강을 유지하느냐고 말이다. 내 생각에는 취미생활과 긍정적인 성격이 한몫을 하는 것 같다.

내 취미는 그림 그리기다. 미술관에서 만난 인상주의 화가들의 붓터치가 좋아서 틈틈이 그리기 시작한 것이 어느덧 거실 벽을 모두 채웠다. 나는 쉬는 날이면 미술관에 가는 것을 좋아하는데, 고흐나 피카소의 작품 앞에서 자주 걸음을 멈춘다. 색채와 빛을 통해 찰나의 시각적 감각을 표현해낸 그들의 상상력에 숨이 멎을 듯한 감동을 느끼곤 한다. 그런 상상력에 자극받아 그림을 그리다 보면, 나의 일천한 상상력까지 더해져 모방 이상의 결과물이 만들어져 뿌듯하다. 그림 그리기 외에도 색소폰, 골프 같은 취미생활을 하고 있다.

좋아하는 일과 직업을 구분해서 갖고 있는 사람이 참 드물다. 특히나 고도성장의 받침돌을 만들어낸 한국의 중장년층의 경우, 좋아하는 일을 하기란 더더욱 쉽지 않았다. 자녀를 키우고 부모를 모시면서, 평생 오로지 밥벌이에 전력투구해왔기 때문이다. 그러니 아무리 가슴속에 하고 싶은 일이 선명하게 떠오른다 한들 실행에 옮길 여유가 없었다. 하지만 이제라도 과거의 상황을 탓하기보다 새롭게 뭔가 시작하는 용기가 필요하다.

영화와 드라마 속 등장인물에게 감정을 이입해 울고 웃는 것 역시 나쁘지 않다고 생각한다. 나는 직업적으로는 철저하게 이성적이고 냉철한 판단을 해야 했지만, 감성적인 취미활동을 통해 삶의 균형을 맞추며 살아왔다. 건축과 디자인의 꿈을 버리지 않고 평생 즐길 수 있는 취미로 만든 것은 참 잘한 선택이라고 생각한다. 좋아하는 일을 즐기는 것은 몸과 마음의 건강에 참으로 중요하다.

  병실 문을 살포시 열었을 때, 그림 그리기에 열중해 있는 환자를 보면 참 반갑다. 그리고 병원 정원의 벤치에 앉아서 손녀와 고양이에게 나지막이 기타를 연주해주던 환자를 보았을 때도 흐뭇한 미소가 절로 나왔다. 취미가 뚜렷하면 스트레스를 잘 관리할 수 있고, 매사에 긍정적인 마음가짐을 유지할 수 있어서 치료효과도 눈에 띄게 좋아진다. 적어도 호텔과 병실에서 천장만 바라보며 죽을 걱정을 하는 환자보다는 암치료의 결과가 더 좋을 거라고 생각한다. 신이 있다면 그렇게 대책 없이 시간을 흘려보내는 사람에게 시간을 더 주고 싶겠는가? 좋아하는 일을 하면 마음이 평온해진다. 세상의 모든 병이 마음에서 비롯된다는 말이 무슨 뜻인지 돌이켜봐야 할 것이다.

  환자로 보이지 않을 만큼 명랑하고 활기찬 사람, 책을 읽고 그림을 그리며 신나게 악기를 연주하는 사람, 의사와 간호사들에게 농담도 많이 하는 사람들이 희한하게도 어떤 질병이든 잘 이겨낸다. 죽음이란 놈은 걱정하며 도망치는 사람의 발꿈치를 가장 먼저 깨문다. 한국인 환자들은 한시도 병에 대한 걱정을 놓지 않는다. 게다가 평생 일만 열심히 해서 그런지 갑작스럽게 여가시간이 주어지면 어쩔 줄 모른다. 항암치료의 무료함을 달래려면 무엇이든 즐거운 일을 하고 놀아야 한다. 우거지상으로 시무룩하게 앉아 있으면 암세포는 더욱 신이 나서 번식을 서두른다.

아무리 좋아하는 연인 사이도 매일 얼굴을 맞대고 살다 보면, 그래서 만날 그날이 그날 같으면 관계가 지겨워진다. 암도 마찬가지다. 환자가 집착하는 애인처럼 매일 매 순간 암에 관해서만 생각하면 암도 환자를 짜증스러워한다.

암과 함께 간다고 생각하고, 암에 대한 집착이나 걱정 대신 좋아하는 취미활동으로 관심을 돌려보라. 가끔 만나야 더 애틋해지는 연인 사이처럼 암도 환자의 몸을 아껴주게 된다. 그러면 암은 성질을 덜 부리고, 결과적으로 환자에게 좋은 결과가 뒤따른다.

종교와 의학은
영성을 공유한다

하루는 아주 우울해 보이는 환자가 찾아왔다. "선생님, 이렇게 살아야 된다면 차라리 죽고 싶어요."

목소리며 눈빛이 심상치가 않았다. 암을 이겨가는 과정에서 변해가는 외모 때문에 속이 무척 상한 모양이었다.

"E씨는 아직 젊고 여전히 매력적이니까 걱정하지 말아요. 지금은 병 때문에 고생하고 있지만, 누구나 다 암에 걸릴 수 있는 거예요. 남보다 조금 앞당겨서 먼저 병을 앓고 있다고 여겨보세요. 보고 싶은 영화나 가고 싶은 곳, 먹고 싶은 음식, 만나고 싶은 사람이 많이 있죠? 그런 것들이랑 병세가 좋아지면 하고 싶은 일들을 찬찬히 수첩에 메모해보세요. 큰 병을 앓고 난 사람은 새로운 세상을 만나는 것과 같아요. 앞으로 다가올 새로운 삶에서 어떤 사람으로 살고 싶은

지, 그리고 남에게 어떤 사랑을 베풀고 싶은지를 명상해보는 것도 좋고요."

그날 이후로 E의 표정은 한결 부드러워진 것 같았다. 나는 환자들에게 가급적 우울한 생각보다 즐거운 상상, 명랑한 일들을 찾아볼 것을 권유한다. 좋지 않은 상황에만 몰입하면 병세는 더 악화된다.

남보다 2~3배 더 산다고 해서 무조건 행복한 것은 아니다. A는 40세까지 살았지만 훌륭하고 가치 있는 일을 많이 하면서 누구보다 행복하게 살다 갔다. 하지만 B는 80세까지 살았지만 그의 행복은 A의 2배는커녕 절반도 안 되었다. 인생의 행복과 가치는 수명과 정확히 비례하는 것이 아니다. 흔하지는 않지만 누군가는 60년을 300년처럼 살다 가는 사람도 있다.

과거에는 인간의 수명이 그리 길지 않았다. 고대 그리스인의 평균 수명은 45~50세였다. 반면 2024년도 기준 한국인의 경우 평균 기대수명과 건강수명은 각각 88세와 73세, 미국인의 경우 각각 78세와 73세로 조사되었다. 한국인은 최소한 사망 전 15년 동안 병고에 시달리는데 미국인은 사망 전 5년 동안 병고에 시달린다.

직업에 따른 평균수명 역시 눈여겨볼 만하다. 최근 발표된 한 조사 결과에 따르면, 평균수명이 긴 직업군으로는 종교인(82세)과 교수, 정치인이라고 한다. 반면 평균수명이 가장 짧은 직업군은 연예인으로 65세다. 이처럼 생활패턴이 인간의 수명에 얼마나 큰 영향을 미치는지 어렵지 않게 확인할 수 있다.

마음가짐과 면역력에 관한 한 가지 흥미로운 조사 결과가 있다. 한 조사에 따르면 암 투병 과정에서 모차르트의 음악을 들은 사람이 그렇지 않은 사람에 비해 암세포가 줄어드는 속도가 더 빠르다는 결과가 나왔다. 음악을 듣는 일이 몸과 마음에 좋은 습관이 될 수 있음을 시사해준다. 편안한 마음으로 음악을 듣는 것은 우리 몸의 '자연 살해 세포Natural Killer Cell'를 키우는 데 큰 도움이 된다. 자연 살해 세포는 암세포를 잡아 먹는 면역세포다.

실제로 사람의 면역력을 직업별로 조사해보니 음악가와 코미디언, 특히 교회의 성가대원들은 놀랍게도 일반인에 비해 면역세포의 수치가 200~1,000배 이상 높게 나왔다고 한다. 이들은 소소한 일에서도 기쁨과 감사를 발견하고, 매일 노래하고 기도하며 감사를 전하는 사람들이다. 인생을 희망적으로 보고 매 순간 밝게 사는 사람이 암에 대한 저항력이 높다는 뜻이다. 이러한 사실은 종교를 갖고 마음을 평온하게 다스리는 것이 암치료에 있어 얼마나 중요한가를 보여주는 것으로, 이제 의학계의 확고한 정설이 되었다.

실제로 엠디 앤더슨 암센터에서도 나는 그러한 사례를 많이 목격했다. 한국인 환자들 중에 깊은 신앙심을 가진 사람들이 치료효과가 높게 나타났다. 그래서 나는 종교가 없는 환자들에게 가능하면 종교를 가지라고 권유했다. 나의 권유 때문이든 아니든, 환자들이 종교를 가지면서 정신적으로 안정을 찾고 새로운 삶을 시작하는 것을 보면 내 마음이 그렇게 기쁠 수가 없었다.

간혹 경험하는 일이지만 실제로 강한 신앙심으로 기적적인 치료

효과를 불러온 환자들도 있었다. 최근에는 많은 의사들이 신앙이 치료를 돕는다는 것을 믿고 있다. 의학적인 근거가 있기 때문이다. 대부분의 종교는 자기를 낮추라고 강조한다. 자아가 너무나 커져버린 사람들에게 자아를 놓아버리라고 말한다. 그리하여 신에게 겸손한 마음으로 기도하며 죽음을 맞이하도록 돕는다. 이런 내적 명상을 통해, 혹은 종교의 힘을 빌려 빠르게 회복되는 사람들이 있다.

한 환자가 심장이 칼에 찔렸는데도 불구하고 기적적으로 소생했다. 어떻게 이런 일이 가능할 수 있는지 담당의사조차도 의아할 정도였다. 의사는 환자가 깨어났을 때 "당신 생각에는 무엇 때문에 이러한 기적이 일어난 것 같습니까?"라고 물었고, 환자는 "하나님이 존재하시기 때문이죠."라고 답했다.

이처럼 종교와 의학은 서로 공유하는 영역이 있다. 서로에게서 벗어날 수 없는 영역이다. 그것은 바로 영성 spirituality이다. 모든 사람에게는 영성이 있고, 이것은 곧 '생의 의미'를 뜻한다. 사람은 누구나 소명을 가지고 세상에 태어난다. 그리고 그가 맡은 책임을 다할 때까지 산다. 그것이 영성이고 생의 의미다.

한때 치료가 과학의 영역으로 분류되어 서양의 의사들이 영성과 종교적 믿음에서 떠났다면, 지금은 분위기가 많이 달라져 종교에 대해 회의적이던 의사들도 점차 바뀌고 있다. 최근 발표된 여러 연구결과들이 파장을 일으키며 교회와 실험실의 장벽을 깨고 있는 것이다. 예를 들어 일주일에 한 번 이상 예배나 미사 같은 종교활동에 참가

한 사람이 그렇지 않은 사람보다 평균 7년 이상 더 오래 산다는 보고가 있다. 내 생각에는 예배에서 접할 수 있는 음악이나 기도 같은 청각적인 요소가 마음에 안정을 주고 면역세포를 활성화시키는 데에도 큰 영향을 미치는 것 같다.

1998년 듀크대학교 의료원에서 발표한 연구결과도 주목할 만하다. 주일에 꼬박꼬박 교회에 출석한 사람들이 병원에 입원할 가능성이 낮다는 것이다. 뿐만 아니라 입원한 환자의 경우에도 교회에 자주 나가는 환자가 그렇지 않은 환자보다 입원 기간이 훨씬 짧은 것으로 조사되었다. 하버드대학교 의과대학의 허버트 벤슨Herbert Benson 박사는 심리적으로 과도한 스트레스를 빈번하게 경험하는 사람은 혈압, 맥박, 호흡수가 상승하면서 면역력이 낮아진다고 말했다. 그런데 수많은 연구에서 잡념을 없애는 기도와 명상 등이 반대의 현상을 이끌어낼 수 있음을 발견했다. 반복적인 소리와 단조로운 움직임이 심리적인 긴장을 풀어주고 마음을 평온하게 해주어 몸을 이완시키기 때문이다.

얼바인에 있는 캘리포니아대학교 연구팀 역시 신앙생활과 건강에 관한 흥미로운 조사결과를 발표했다. 교회의 찬양대원들이 베토벤의 찬양곡 Missa Solemnis을 연습할 때 그들의 입속에서 병과 싸우는 면역단백질 immunoglobulin-A이 150% 증가하고, 성가곡을 연주하는 중에는 240%나 증가함을 발견했다. 이는 찬송가를 부르는 동안 찬양대원들이 깊은 안정감과 행복감을 느끼는 것과 직접적으로 연관이 있는 것 같다는 보고였다.

또한 좋아하는 음악을 감상하거나 부를 때, 환자의 내적 혹은 외적 통증이 줄어들고 면역력은 증가한다는 사실도 확인되었다. 실제로 앞에서 언급한 이비인후과 의사 후배 S는 의사들이 살날이 얼마 안 남았으니 집으로 돌아가라고 얘기했지만, 방마다 스피커를 설치해 성가곡을 따라 부르고 클래식 음악을 감상하면서 10년이 넘도록 잘 살고 있는 암환자가 되었다. S는 자신은 이미 죽은 목숨이나 다름없고, 이제부터는 하루하루가 덤으로 주어진 선물 같은 시간이라고 생각했다고 말했다. 그렇게 생각하자 덤으로 얻은 삶이 너무나 소중하고 즐거워서, 노래와 감사기도로 하루를 시작하고 마무리하게 되었다는 것이다.

미국의 암환자들은 별것 아닌 일로도 깔깔거리며 소리 내서 자주 웃는다. 자주 많이 웃어야 잘 버틸 수 있고, 그래야 치료가 잘된다. 그래서 나는 환자들에게 즐거운 상상과 기쁨을 샘솟게 하는 취미활동을 권한다. 거기다 하루를 살아도 건강하게 웃음 짓는 얼굴로 살 수 있게 해주는 종교활동까지 한다면 더욱 좋다. 특히 크리스천이라면 일상생활 속에서 찬송가를 자주 부르라고 권하고 싶다. 노래를 통해 얻어진 마음의 평화는 그 어떤 약보다 좋은 효과를 발휘할 것이다.

현재진행형 암환자들의 봉사활동

엠디 앤더슨에는 1,600명가량의 자원봉사자가 활동하고 있는데, 놀랍게도 그중 절반은 암 생존자들이다. 이들을 서바이버survivor라고 부르는데, 말 그대로 투병에서 살아남은 사람들로 암과 함께한 세월이 제법 긴 사람들이다. 그들이 지금은 마음의 여유를 갖고 봉사활동을 하고 있다. 직장을 다니면서 일주일에 하루만 나와서 봉사하는 사람도 있고, 사나흘씩 나와서 시간을 할당받아 봉사하는 사람들도 있다. 자신이 치료과정에서 경험했던 여러 가지 투병 노하우를 기꺼이 다른 환자들에게 나눠주고자 하는 것이다.

특히 내가 근무하는 핵의학 센터에는 자신의 암이 얼마나 치료되었는지를 확인하기 위해 찾아오는 환자들이 많다. 그런데 이곳에 매일 출근 도장을 찍는 나이 지긋한 노부부가 있었다. 환자들을 돕기 위해 찾아온 찰리 씨 부부다. 그들의 봉사활동은 소소하지만 정겨웠다. 기운이 없어서 중심을 잘 못 잡는 환자가 이동하면 옆에서 넘어지지 않도록 꼭 붙들어준다. 그리고 결과를 초조하게 기다리는 암환자가 있다면 가만히 손을 잡아주고 눈을 맞추며 이야기를 들어준다. 찰리 씨와 그의 아내는 환자들에게 좋은 본이 되어 치료에 대한 의욕을 높여주었다. 찰리 씨 역시 4년 전에는 암환자였다. 그는 씩씩하게 암을 이겨낸 암 생존자로 암환자의 투병을 돕는 일을 꾸준히 하고 있다.

자원봉사자들은 연령층도 다양해서 아주 젊은 사람도 있고 중후한 노신사도 있다.

"항암치료를 할 때 물을 많이 마셔야 몸에 독소가 축적되지 않고 잘 빠져나가요."

"구역질이 심할 때는 엷게 끓인 생강차를 마시면 좋아요. 그런데 너무 진하면 오히려 역효과가 나더라고요."

같은 경험을 해보지 않고서는 진심으로 이해한다고 말할 수 없다. 그래서 동병상련의 힘이 이토록 강한 것이다. 환자들은 서바이버들이 들려주는 이야기에 심리적 안정을 찾곤 했다. 실제로 서바이버들과의 교류가 잦은 환자들은 좀더 긍정적인 태도를 가지게 되고, 치유효과 역시 훨씬 좋다.

의사의 말 한마디보다 앞서 암을 이겨낸 선배 환자들에게서 받는 위로와 투병의지가 더 환자를 강하게 만들기도 한다. 뿐만 아니라 몸소 겪은 생생한 정보라서 암환자들 사이에 족보처럼 전해진다. 봉사자들은 암의 종류별로 환우회 모임을 조직해 새로운 환자들에게 궁금한 게 있으면 언제든 물어보라고 연락처를 알려준다.

한번은 우연히 병원 복도를 지나다 환자 2명이 열심히 대화를 나누는 모습을 보았다. 들어보니 방사선치료를 다 마친 환자가 곧 방사선치료를 시작하는 환자에게 앞으로 경험할 수 있는 부작용에 대해 상세히 설명하며 안심을 시켜주고 있었다. 그 순간, 콧등이 시큰했다. 힘든 상황을 겪고 있는 사람이 자신보다 더 힘든 이를 다독인다는 게 어디 말처럼 쉬운 일인가.

선배 환자는 곧 방사선치료를 시작하는 후배 환자에게 기운을 내라며 다크 초콜릿을 조그맣게 잘라서 입에 직접 넣어주었다. 그리고 그 모습을 옆에서 지켜보던 나에게도 빙긋 웃어 보이며 손수 껍질을 벗겨 초콜릿 한 조각을 건네주었다. 그날따라 판독해야 할 영상이 너무 많아서 식사조차 못할 정도로 지쳐 있던 참이었다. 엉거주춤 받아든 초콜릿 한 조각을 입에 넣자 눈이 번쩍 떠졌다. 이제까지 먹어본 것 중에 그렇게 맛있는 음식은 처음이라는 생각이 들 정도였다. 쌓여 있던 피로가 단번에 씻겨 나가고 그 자리에 강한 활력이 고이는 듯했다. 정말 특별한 경험이었다.

"항상 기뻐하라. 주 안에서 항상 기뻐하라. 내가 다시 말하노니 기뻐하라."

머리에 노란색 두건을 두른 젊은 봉사자가 이제 막 수술을 마치고 깨어난 환자에게 자신의 수술경험을 얘기해주고, 자신이 좋아하는 시와 성경구절을 나지막한 목소리로 읽어주고 있었다. 평소에 내가 가장 즐겨 읽는 구절이기도 해서 옆에서 듣고 있던 내 마음까지도 평온해졌다. 덕분에 나도 그날 하루를 기쁘게 보낼 수 있었다. 세상에 천사가 있다면 바로 그런 사람이 아닐까 하는 생각도 들었다.

이렇듯 서바이버들은 침울한 암환자의 말벗이 되어주는 것은 물론이고, 병원 사무실로 온 편지를 손수 들고 가서 눈이 침침한 노인 환자들을 위해 읽어주기도 한다. 환자의 머리를 감겨주거나, 침대 시트를 가는 등 자질구레한 일까지 세심하게 보살핀다. 그런 봉사 속에서 암투병의 가치를 찾고, 남을 돕는 데서 오는 기쁨을 누린다. 환자들보다 서바이버 자신들이 얻는 게 더 많다며 언제 어디서나 함박웃음이다.

한 가지 아쉬운 것이 있다면, 엠디 앤더슨을 거쳐간 한국인 암 생존자들에게 자원봉사를 권하면 반응이 영 시원치 않다는 것이다. 전부 그렇다는 것은 아니지만, 여전히 한국 사람들은 자원봉사에 인색한 것 같다. 특히 큰 병을 앓고 난 사람들은 더더욱 자기 몸만 귀중하게 여겨서 남을 돕는 일에 더 야박하다. 각자 나름의 이유가 있을 테니 그들을 탓할 일은 아니지만, 그런 쌀쌀맞은 마음들을 느낄 때마다 나는 마음이 선득선득하다. 솔직히 아쉽고 실망스러운 마음이 크다.

그리고 또 한 가지 푸념을 덧붙이자면, 엠디 앤더슨 암센터가 있는 휴스턴 지역에는 한국 교회가 무려 50곳이나 있다. 그런데도 적극적으로 병원 자원봉사에 나서는 단체가 별로 없다. 다른 나라의 경우에는 자국 동포들을 대상으로 영어를 어려워하는 환자를 위해 기꺼이 통역 봉사를 하는데 말이다.

한 환자가 또 다른 환자를 돕는 봉사활동은 도움을 받는 환자에게도 좋은 일이지만 도움을 주는 환자에게도 긍정적인 에너지를 심어준다. 봉사활동은 마음에 새싹을 키우는 것과 같다. 그래서 결국은 그 열매가 다 자신에게 돌아온다.

이렇게 헌신적으로 일하는 봉사자들이 병원으로부터 어떤 혜택을 받는지 궁금해하는 사람들이 많다. 병원에서는 오직 주차비만 면제해준다. 마음 같아서는 대단한 특혜라도 주고 싶지만, 정말 그것뿐이다.

엠디 앤더슨 병원의 로비와 환자 대기실에는 정기적으로 찾아오는 음악 봉사자들 덕분에 항상 슈베르트나 모차르트 곡이 울려퍼진다. 악기를 연주하는 사람도 있고 아름다운 목소리로 노래를 불러주는 사람도 있다. 자신이 가진 재능으로 환자들의 마음을 다독이고자 하는 따듯한 심성에서 나오는 노래와 연주는 듣고 있으면 눈물이 핑 돌 때가 많다. 자원봉사자들의 따듯한 마음에 진심으로 기뻐하는 환자들의 모습을 보면서 '진정한 행복은 남을 즐겁게 해주는 데서 온다'는 것을 다시 한번 깨달았다.

미국 사람들이 개인주의 성향이 강하다고 하지만, 그 바탕에는 '희생'을 아름다운 절대 가치로 생각한 측면이 존재한다. 그래서인지 미국 사람들은 봉사나 희생이라는 개념을 먼 곳에 두지 않고 생활 속에서 실천하며 살아간다. 이런 모습은 우리도 한번 되새기고 배워야 할 점이 아닐까.

기부로 세우는
아름다운 전통

"여보, 여기가 바로 파라다이스지!"

1982년 무렵에 하와이로 첫 휴가를 떠났을 때, 천국이 있다면 이곳이 아닐까 싶었다. 아직 젊었던 우리 부부는 푸른 북태평양을 바라보며 탄성을 멈추지 못했다. 그런데 수년 뒤에 다시 방문해보니 생각이 조금 달라졌다. 낙원은 잠깐만 방문할 곳이지 눌러살 곳은 아니라는 생각이 들었다. 바다를 보며 드라이브를 하다 보니, 작은 섬이라서 사방이 막혀 있었고 답답한 느낌이 들었다. 그나마 섬과 섬이 연결된 지점은 덜 지루했지만 말이다. 그제야 왜 하와이에는 휴가용 별장만 즐비한지 그 까닭을 알 것 같았다.

아름다운 풍광을 대할 때 사람이 갖는 행복의 감정은 기쁨만이 아니다. 미국의 샌프란시스코는 참으로 아름다운 곳이다. 특히 금문교를 배경으로 황금빛 햇살과 노을이 보여주는 자연의 컬러는 혼을 쏙 빼놓을 것처럼 아름답다. 지상에서는 존재하지 않을 것 같은 고귀함마저 느껴진다.

그런데 아이러니하게도 이 풍경을 바라보다 자살하는 사람이 그렇게 많다고 한다. 인간의 감정이라는 것이 매우 간사해서 그렇다. 금문교가 바라다보이는 집에 살면 얼마나 행복할까 싶지만, 막상 변함없는 아름다움을 매일 바라보다 보면 삶의 권태를 느껴 자살충동을 느낀다고 한다. 참으로 아이러니한 일이 아닐 수 없다.

사람은 스스로 변화를 느껴야 살아 있음에 감사하고 주어진 삶을 잘 건사하게 되는 모양이다. 태어날 때부터 과하게 주어진 행복의 조건 때문에 많은 사람들이 우울증을 호소한다. 실제로 예쁜 딸 넷과 100억 원의 재산을 뒤로 하고 자살한 젊은 가장을 알고 있다. 그는 갖고 싶은데 못 가져본 물건이나 사람이 없었고, 간절한 욕망을 품어본 일조차 없었다. '풍요 속에 빈곤'이란 이런 사람을 두고 하는 말 같다. 역동적으로 살되 단조롭게 생각하는 것, 이것이 정신건강에 가장 좋고 몸 건강에도 이롭다.

나는 지난 15년 동안 봄가을에 3개월씩 서울대 의대와 융합과학기술 대학원의 초청교수로서 석박사 과정 학생들에게 강의와 연구지도를 하고 있다. 또 초청교수로서 자격을 유지하기 위해 미국 얼바인에 있는 캘리포니아대학교 의과대학에서 정기적으로 강의를 해오고 있다. 얼바인에서는 토요일 아침 6시에 베델교회에서 새벽기도 예배를 드린다. 명함은 교수지만 계약에 따라 파트타임으로 시간이 날 때 환자를 돌보기도 한다. 이 일에 대한 사례금은 모두 학교에 기부하고 있다.

이 기부라는 것이 참 묘해서 한번 하기 시작하면 자꾸만 더 하고 싶어진다. 안 해본 사람은 이해가 잘 안 될지도 모르겠지만, 받는 이의 기쁨을 보면 그렇게 된다. 나의 미국인 친구들은 일상 속에서 소소한 기부활동에 흠뻑 빠져서 산다. 특히 연금을 받기 시작하면 수입의 전부를 모교 혹은 회사나 정치단체에 기부하는 사람이 많은데, 그런 모습이 특별한 일도 아니다.

마이크로소프트 사의 창업자 빌 게이츠, 전설적인 투자의 귀재 워런 버핏, CNN 창업자 테드 터너, 영화계의 대부 조지 루카스…. 이들의 공통점은 미국 최고의 부자라는 것과 '기부 서약The Giving Pledge'이라는 이름으로 어마어마한 금액의 돈을 사회에 환원한다는 점이다.

이들은 단순히 돈이 많아서 기부를 한다거나, 어느 날 갑자기 기부를 하기로 결심했기에 행동으로 옮긴 것이 아니다. 어려서부터 '부족한 사람들을 돕는 문화'를 교육받으며 성장했기 때문이다. 미국의 개념 있는 부자들은 기부활동에 참여해 서민들의 박수 세례를 받는다. 2010년에는 미국의 억만장자 40명이 재산의 50%를 사회에 환원하겠다는 재산 기부 약속을 했다. 나눔문화 확장에 앞장서고 있는 이런 부자들은 확실히 멋있는 구석이 있다. 이들이 재산의 절반을 기부할 경우, 총 금액은 우리나라 1년 예산의 3분의 2에 해당하는 175조 원이나 된다고 한다.

워런 버핏은 학창시절에 신문배달 등을 하며 어렵게 모은 돈을 밑천으로 50년 만에 세계적인 갑부가 되었다. 하지만 그는 여전히 낡은 고향집에서 살고 있다. 20달러짜리 스테이크 식사를 즐기고 중고차를 몰며 12달러짜리 이발소를 즐겨 찾을 정도로 검소하게 생활한다. 주위에서 그를 '현인'이라고 부르는 이유는 이처럼 그가 근검절약해서 모은 재산의 대부분을 사회에 기부해왔고, 앞으로도 그럴 계획이기 때문이다.

빌 게이츠 역시 마찬가지다. 좋은 프로그램을 개발하고 사업을 운영해 많은 돈을 벌었고, 그만큼 많은 돈을 기부하는 사람으로 유명하다. 빌은 그의 아내와 빌 앤 멀린다 게이츠 재단을 설립해 매년 2조 원 이상 기부하고 있다. 그는 이렇게 말한다.

"사회로부터 얻은 재산을 다시 사회에 돌려주려는 것이 기부에 참여하는 이유입니다."

자신이 이룬 성공이 자신의 능력만으로 얻어진 것이 아니라는 것, 사회가 있어서 가능했다고 말하는 빌 게이츠의 생각은 무척 멋지다.

사회불평등을 해소하는 하나의 방법으로 기부를 받아들이고 기꺼이 더 나은 세상, 더 좋은 세상을 만들기 위해 애쓰는 부자들이 있다는 것, 그리고 그 사회구성원들이 사심 없이 그들을 존경하는 모습이 참으로 아름답다. 곧 인도와 중국의 부자들도 유사한 모임을 만들어 이 운동을 전파시킬 것이라고 한다.

미국에서 이루어지는 다양한 기부활동에 기업만 나서는 것은 아닙니다. 미국의 명문 중고교와 대학교 대부분은 졸업생들의 기부 덕분에 양질의 연구와 프로젝트를 수행할 수 있다. 그래서 미국에서는 '돈이 안 되는 학과'라는 이유로 대학에서 어느 학과가 사라지는 불행한 일이 어지간해서는 일어나지 않는다. 졸업생들은 모교에 대한 각별한 애정을 갖고 기부 퍼레이드를 펼치고, 그다음으로는 학교가 사회적 약자에 포함되는 학생들을 위한 프로그램을 만들어 운영한다. 그런 프로그램 역시 자발적으로 봉사활동을 하려는 사람들의 도움을 받는다.

이러한 미국인들의 기부문화는 매우 일상적인 일로 자리 잡았으며, 생색을 내기 위해 한다거나 겉치레 식으로 기부하는 시늉만 하는 사람은 거의 없다. 졸업생으로서 해야 할 당연한 의무로 여기기 때문에 아예 유언장에 명시하거나, 생전에도 지원하고 싶은 학부의 프로젝트에 선뜻 기부를 한다. 기부가 무척 자연스러운 일이 되어서, 재학생들도 자선행사나 성금 모금 행사를 열어 먼 나라의 가난한 어린이들을 돕거나 학교에 다니지 못하는 제3세계 아이들을 돕곤 한다. 그런 식으로 그들의 아름다운 문화는 대물림되고 선순환한다.

학교 다음으로 기부문화가 활성화된 곳이 바로 병원이다. 1970년대에 내가 근무했던 미네소타 대학병원에서는 1년에 한 차례씩 한국의 심장병 아이들을 10~20명 정도 데려와 무료로 수술을 해주었다. 그 당시만 해도 한국은 심장 관련 의술이 부족하던 시절이었다. 전 세계에서 환자들이 몰릴 정도로 실력을 인정받는 병원에서 그런

식으로 재능을 기부하는 것이다.

세계 각국에서 선발된 5~10세 어린이들이 혼자 비행기를 타고 공항에 도착하면, 기다리던 봉사자의 손길로 인도되어 곧바로 병원으로 옮겨졌다. 나는 당시 병원 안의 교회에서 봉사를 하고 있었는데 그곳에서 함께 봉사활동을 하던 동료들이 공항에서 아이들을 데려오는 일을 맡아 주었다. 그때만 해도 수술을 하면 절반 이상이 죽을 때라서 가족은 단 한 명도 따라오지 않는다는 조건이 있었다. 아이들은 부모와 떨어진다는 사실 자체만으로도 무척 힘들어했지만, 그럼에도 불구하고 당차게 자신의 상황을 받아들이고 적극적으로 치료에 임하는 아이들이 종종 있었다. 그만큼 수술의 성공을 바라는 것이다. 이런 아이들은 대부분이 건강을 되찾아 고향으로 안전하게 귀국했다.

나는 엠디 앤더슨에서 일하면서 아름다운 기부 문화를 많이 접했다. 특히 엠디 앤더슨은 미국의 수많은 병원들 가운데서도 하버드 대학병원 다음으로 기부 금액이 많은 병원이다. 1년 예산이 3조 5,000억 달러 정도인데 그 가운데 3분의 1이 기부로 충당된다. 삼성그룹의 이건희 회장 역시 이곳에서 치료를 마치고 400만 달러를 기부했다. 그런 소식을 접할 때마다 마음이 환한 빛으로 가득 차는 것처럼 뿌듯해진다.

외부의 개인이나 기업뿐만 아니라 엠디 앤더슨의 내부 직원들 역시 월급에서 조금씩 떼어 기부금을 모은다. 한마디로 기부와 자원봉사가 생활의 일부가 되어 물 흐르듯 자연스럽다. 앞에서 말했듯이 자원봉사자들은 주차비만 면제받지 점심식사조차 자기 돈으로 사 먹는다. 사실 엠디 앤더슨 병원 내부의 식당은 밥값이 바깥보다 1.5~2배 정도 비싸다. 그런데도 자원봉사자들은 대부분 그것을 불만스러워하지 않았다. 왜냐하면 그 식당에서 나오는 수익금 전액이 병원에 기부되는 걸 알고 있기 때문이다.

식당뿐만 아니다. 병원 내부 혹은 인근에 있는 호텔이나 선물 가게 등의 상품 가격이 다른 곳과 비교해 굉장히 비싼 편인데, 그 차익을 모두 병원에 기부한다. 심지어 맥도널드에서 파는 햄버거조차 다른 지역보다 2배 이상 비싸다. 물론 소비자들이 구입하기 전에 알 수 있도록, 가게 입구에 차익을 기부한다는 내용의 안내문이 개시되어 있다.

특히 엠디 앤더슨 내부의 교수식당은 밥값이 거의 2배 이상이라서 그중에서도 가장 비싸다. 이곳의 수익 역시 모두 기부되기 때문에 다들 별다른 불만은 없다. 그런데 한국에 들어와 보니 교수식당이 아주 저렴하거나 공짜여서 솔직히 조금 놀랐다.

기부 이야기가 나와서 하는 말인데, 땅덩어리가 큰 미국은 도시와 도시 사이의 거리가 너무 멀어서 위급한 환자들이 비행기를 이용해야 하는 상황이 종종 발생한다. 그런데 미국의 일부 갑부들은 자신의 자가용 비행기를 병원에 공짜로 빌려주어 이 위급한 환자를 원하는 병원까지 보내주곤 했다. 위급한 환자가 아니더라도, 치료를 위해 매번 정해진 날짜에 주기적으로 내원해야 하는 먼 지역의 환자들이 이용할 수 있도록 비행기를 띄워준다.

"한동안 출장 일정이 없습니다. 비행기 사용 계획을 알려드릴 테니, 제가 쓰지 않을 때는 병원에서 쓰십시오."

이처럼 미리 자신의 자가용 비행기 사용 계획을 병원 복지팀에 알려주는 부자도 있다. 예를 들어 콜로라도에서 휴스턴까지 자가용 비행기를 보내줄 경우 그 비용이 만만치 않다. 한번 가는 데 항공비용만 2,000만 원 이상 든다. 하지만 자신이 사용하지 않을 때는 선뜻 자가용 비행기를 빌려주어 먼 지역의 암환자가 편하게 병원에 올 수 있도록 적극적으로 돕는 것이다. 이런 통 큰 기부가 그리 희귀한 일은 아니다.

병원 행정 역시 철저히 기부에 뿌리를 두고 있다. 엠디 앤더슨에는 기업인 명함을 가진 이사의 수가 300명 정도다. 그리고 조지 부시 전 대통령 같은 영향력 있는 사람이 이사장직을 맡기도 한다. 1년에 한두 번 이사회를 조직해 의사들에게 발언권을 준다. 그때 의사들은 학과별로 어떤 기계가 왜 필요한지, 어느 병원에 이런 최신 기계가 들어갔는지 등을 이야기하고, 그 이야기를 듣고 나서 이사들은 합당하다고 판단되면 그 자리에서 수표를 끊어준다. 만약 자신이 해결할 수 없는 수준의 큰 금액이면 기부에 동참할 만한 다른 사람을 추천해서라도 반드시 환자에게 유리하도록 병원의 편익을 돕는다.

그런데 한국에 와서 보니 총장의 친인척이 모두 이사직을 맡아서 기부는커녕 횡령을 일삼는 경우까지 있다는 소문이 들려 가슴이 먹먹했다.

"아버지, 이제껏 저희 키우느라 고생 많으셨죠. 65세가 되는 기념으로 뭘 해드릴까요?"

"내가 오늘날 이렇게 된 것은 서울대에서 공부한 덕분이다. 서울대에 기부를 해서 그곳에 도움이 되면 좋겠다."

이 말을 듣고 딸과 사위가 서울대학교 핵의학과에 연구비를 기부했다. 내 사위는 유태인인데 평소에 나를 좋아하고 잘 따르는 성실한 청년이다. 서울대 측에서는 이제껏 살아 있는 교수의 자녀가 기부한 사례가 없다며 기뻐했다. 그것을 지켜본 아내가 '우리도 하자'고 해서 우리 부부 역시 적은 액수지만 기부를 했다. 그리고 지금은 사례비를 모두 기부하는 중이다.

사실 이런 일은 모두 나 자신이 즐거워지기 위해서 하는 일이다. 기부란 단순히 명예의 문제가 아니다. 필요한 사람에게 내 것을 나누어주는 행동으로 나 역시 크게 위로받는다.

기부 문화를 잘 이해하는 내 딸을 보며 내가 자식들을 잘못 키우지 않았다는 사실에 기뻤다. 딸과 사위에게 다정한 포옹을 대신해 짧은 감사 메일을 띄웠다. 내 편지를 열어 본 딸은 앞으로도 아버지 뒤를 이어 아름다운 전통을 잇겠다는 짧은 답장을 보내왔다. 그 내용이 담백하고 감동적이었다.

"나는 죽음에 감사해."

독일의 철학자 헤겔은 삶의 주인은 죽음이고 삶은 오히려 죽음에 종속된 노예라고 했다. 가끔은 삶의 주인인 죽음에 의해 꽁꽁 숨겨두었던 능력이 드러나기도 한다.

아카시아 향이 가득한 6월의 어느 날, 검은 드레스와 양복 차림을 한 사람들의 걸음으로 칼의 장례식장은 고요한 가운데 소리 없이 분주했다. 두 손을 가슴에 모으고 관 속에 누워 있는 고인이 생전에 보여주곤 했던 호탕한 웃음으로 나를 반기는 듯했다. 나는 그의 손등에 입을 맞추었다. 운명하기 며칠 전에 나의 벗 칼은 '죽음에 감사하다'고 말했다.

칼은 같은 병원에서 근무했던 동료의사였다. 우리 아이들과 칼의 아이들이 함께 학교를 다녔고, 우리 부부와도 사이가 좋았다. 큰 키에 시원스런 웃음을 지닌 칼은 유태인 출신으로 방사선과 교수 겸 비뇨기과 교수였다. 매사에 부족함 없이 넉넉한 환경에서 생활해온 그는 주위의 어떤 일에도 열정이 없었다. 그저 좋은 저택과 비싼 외제차를 몰며 속없이 으스대는 소년 같았다. 무엇보다 밤낮으로 피우는 담배가 애인이라고 입버릇처럼 말했다. 화술이 좋아서 인맥관리도 잘했고, 그래서 늘 실력보다 좋은 평가와 대우를 받는 친구였다. 한 마디로 세상 사는 데 별걱정이 없었고, 매사에 낙천적이었다. 적어도 내 눈에는 그렇게 보였다.

"칼, 너 그러다 암에 걸리면 어쩌려고 그래? 우리가 명색이 병원의 의사인데 그런 불행이 오면 안 되잖아."

"의신, 넌 왜 그렇게 매사에 열심히 하냐? 이번에도 논문을 발표했더라. 사람이 일도, 가정도 적당히 즐기면서 살아야지."

나는 웃으며 가볍게 손을 들어 인사했다. 말은 그렇게 해도 칼 역시 똑같은 조건에서 공부하는 두 집안의 자식들 간에 벌어지는 성적 경쟁에서 자기 자식이 뒤처지면 속상해하는 평범한 아빠였다. 또한 박봉의 의사월급을 쪼개 어렵게 아이들을 뒷바라지하고 작은 집을 장만하는 나와, 그런 나를 지지하는 우리 가족들을 칼은 진심으로 부러워했다.

십수 년 넘게 금연을 권했지만, 애인을 사수하듯 칼의 태도는 완강했다. 그는 풍족했지만 어쩐지 고독해 보였고, 담배를 안 피우는 내 눈에도 담배를 통해 상당한 위로를 받는 듯했다. 그는 고가의 시가를 모으고 피우는 걸 즐겼다. 시가처럼 독한 담배를 즐기는 사람이니,

그가 스스로 말한 '유일한 낙'을 끊어내는 일이 여간해서 쉽지 않았을 것이다.

그러던 어느 날 그의 아내를 통해 좋지 않은 소식을 듣게 되었다. 검사 결과 설암이 확정되어 혀 제거 수술을 하게 된 것이다. 일단 설암을 진단받으면 초기와 말기 구분 없이 무조건 절제수술을 원칙으로 한다. 구강암의 기본 치료는 수술로 종양의 경계보다 넓게 절개하고, 방사선치료와 항암치료를 한다. 절제 부위가 적고 수술이 잘되면 발음이 약간 어눌해지는 정도인데, 그래도 생활에 지장이 없을 수는 없다. 그러니 혀의 절반 이상을 절제하면 정상적인 발음은 물론이고 음식의 맛도 느끼기 힘들다.

칼은 경과가 좋지 않아서 수술을 하고 나서 방사선치료도 시작했다. 20년 가까이 봐온 칼의 모습 중에서 가장 낯설고 격정적인 분위기였다. 그는 발음이 절반밖에 안 나오는 상태였고, 그마저도 말을 할 때마다 침이 흘렀다.

"칼, 수술 후에 몸을 너무 혹사시키면 안 되니까 병원 일을 잠시 쉬는 게 어때?"

다른 사람 같으면 자신의 변한 모습에 크게 낙담하고 교수직을 그만두었을 것이다. 그런데 칼은 달랐다. 말을 제대로 하지 못하는데도 계속 일을 하고 싶어 했다. 경제적으로 풍족했으니 먹고살기 위한 문제가 아니었다.

"의신, 나는 계속 암과 함께 가야 하는데 이대로 멈추면 내 인생이 끝날 것 같아. 나는 일이 필요해."

언젠가부터 칼의 눈빛이 달라져 있었다. 학회에 발표할 크고 작은 주제의 논문을 준비하고, 강의할 내용을 더욱 열정적으로 준비했다. 방사선이 비뇨기 치료에 끼치는 영향에 관한 책도 출간했다. 그는 체계적인 절차를 밟아 점점 영향력이 있는 사람으로 변모했다.

학생들 역시 그런 칼의 열정을 인정하기 시작했다. 비록 발음은 안 좋았지만 최선을 다해 강의하는 그의 모습은 누구라도 존경심을 느끼기에 충분했다. 아프기 전에는 자신의 일을 별로 사랑하지도 않았고, 의사로서 실력을 키우는 데도 무심했던 칼의 변화는 눈이 부실 지경이었다. 암을 치료하는 과정에서 호되게 진통을 겪고 난 그는, 매사에 최선을 다해 노력했고 비뇨기과 학회장까지 맡게 되었다.

그뿐 아니다. 칼도 변했지만 칼을 바라보던 그의 아내와 자녀들의 눈빛도 변했다. 인생을 풍족하게 즐기기만 할 때는 그의 고마움을 전혀 몰랐던 가족들이 칼을 진심으로 아끼고 존경하기 시작했다.

그런데 설암을 치료한 지 20년이 지난 후에 방사선을 쪼인 자리에서 또 다른 암이 발생했다. 방사선은 치료를 위한 목적으로 사용되지만 인체의 다른 세포를 변형시켜 또 다른 암을 만들기도 한다. 결국 재발한 암세포는 폐로 퍼져나갔고, 칼은 독한 항암치료로 몸에 살점이 거의 남아 있지 않은 상태로 마지막을 맞이했다. 치료를 마치고 죽은 듯이 병실에 누워 있던 칼은 나와 눈이 마주칠 때마다 손을 막 흔들었다.

"어이, 친구! 나 좀 좋아지는 거 같아." 칼은 늘 나를 오래된 친구라 부르며 반겼다.

칼은 2012년에 세상을 떠났다. 죽어가는 환자가 아픈 내색을 하지 않아서 그 모습이 참으로 감동적이었다. 그가 세상을 뜨고 나서도 그에 대해 계속 좋은 기억을 간직할 수 있는 이유가 바로 그것이라고 생각한다. 그는 방사선과 비뇨기과 전문의로서 세계적인 명성을 얻고 죽었다. 어린아이처럼 손에 쥔 장난감이나 자랑하던 그가 죽음을 맞아 성숙해진 것이다.

"의신, 나는 죽음에 감사해. 그리고 당신에게도 감사해. 처음엔 그렇게 열심히 사는 당신을 이해하지 못했어. 그런데 몸이 아프고 나니까 과거에 내가 얼마나 건강했었는지 알게 되었고, 아픈 몸으로도 어떤 일이든 할 수 있다는 것을 깨달았어. 암에 걸리지 않았더라면 아마 평생 모르고 살았을 거야."

치료 중인 암환자가 대학 강단에 서서 열정적으로 강의하는 모습을 한국에서도 볼 수 있을까? 설령 본인이 원하다 해도 주변의 만류 때문에 강의를 끝까지 마칠 수 없을 것이다. 서로 존경하고 존중받는 문화가 이래서 아름답다. 나는 칼이 강단에서 수업을 하기까지 주위의 동료 교수들이 최선을 다해 그를 배려하던 모습을 기억하고 있다. 아픈 동료를 대신해 서로 수업을 더 하겠다고 했던 모습을 말이다. 그런 따듯한 진심은 말하지 않아도 마음에 가닿는다. 칼에게 분명 큰 도움이 되었을 것이다. 칼은 병을 통해서 진정한 삶의 의미를 되찾았고, 눈을 감는 그 순간까지 자신의 존재 이유를 온 힘을 다해 증명해 냈다. 나는 오래된 친구로서 그런 칼이 무척이나 자랑스럽고 고맙다.

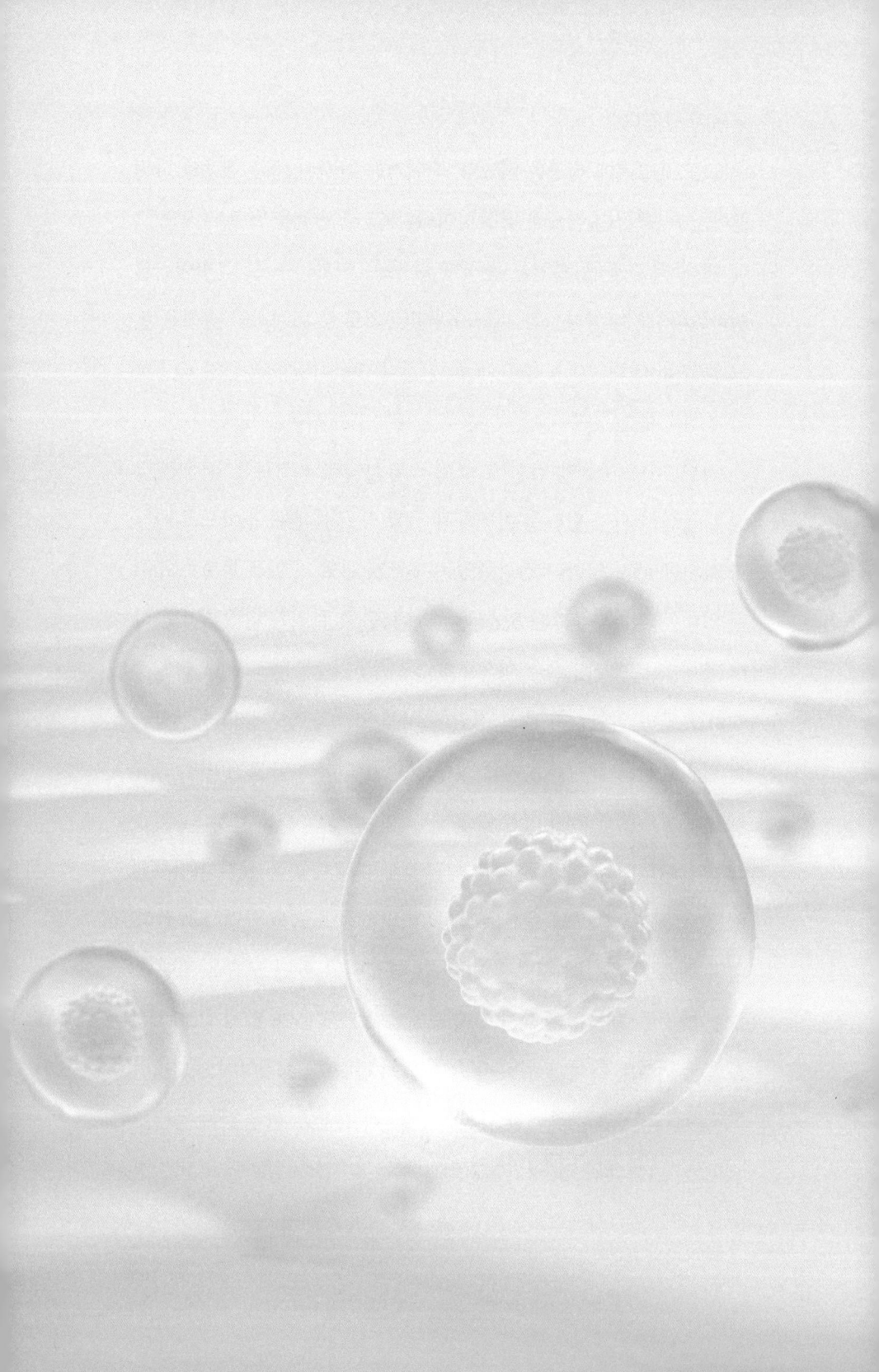

PART 2

작은 습관만 바꿔도
암을 예방하고
치유할 수 있다

흰쌀밥의 화학성분은
SUGAR

오랜만에 고향에 내려가 저녁 초대를 받고 친구 집을 찾아갔다. 법조계에 종사하는 그 친구는 잦은 술자리와 회식, 과도한 업무 스트레스로 당뇨가 온 상태였다. '평생 함께 갈 동무를 얻었으니 처신을 잘해야겠다'는 가벼운 농담을 주고받으며 정담을 나눴다. 의술이 많이 발달했으니, 음식 조절을 세심하게 하고 운동만 꾸준히 병행한다면 당뇨는 잘 관리할 수 있다. 혈당 수치를 관리할 수 있는 방법이 얼마든지 있으니까 암에 비하면 매우 다루기 쉬운 동무인 셈이다.

고등학교 동창들이 소식을 듣고 하나둘 모여 시간 가는 줄 몰랐다. 까까머리 소년들이 어느덧 몸 여기저기에 이상을 호소하는 초로의 신사들이 되어 있었다. 식사를 하기 위해 거실로 이동을 하니 제수

씨가 솜씨를 부려 상다리가 부러질 판이었다. 그런데 거기에 윤기가 자르르 흐르는 흰쌀밥이 그릇 가득 수북하게 담겨 자리마다 턱 하니 놓여 있었다. 나는 순간 흠칫 놀랐다.

"아이고, 이보게! 현미 잡곡밥을 먹어야지 왜 흰쌀밥을 먹어?" 친구의 말이 병원에서 콩과 현미, 보리 등이 들어간 잡곡밥을 권했지만 없이 살던 유년시절에 워낙 물리게 먹었던 터라 잘 넘어가지 않는다고 했다. 병원을 찾는 암환자들 중에도 잡곡밥이 입안에 들어가면 거칠고 잘 안 씹혀서 싫다는 말들을 한다.

흰쌀밥 옆에는 특등급 쇠고기 안심이 노릇하게 구워져 있다. 오랜만에 방문한 벗들을 위해 특별히 마련한 음식이라 그런지 매우 자랑스러운 자태를 뽐내고 있었다. 별 내색하지 않고 먹었지만 명색이 의사라서 식사를 마친 후에 할 말은 해야 했다.

"사람이 이런 데서 직업병이 나온단 말이야. 우리 몸의 단백질을 보충하는 데 콩만큼이나 고기가 최고인 거 알아? 그런데 우리 나이에는 쇠고기나 돼지고기 말고 오리고기가 최고야. 수용성 기름이라 먹어도 지방이 몸에 끼지 않거든."

그 얘기를 듣고 몇몇 친구들의 낯빛이 어두워졌다. 고깃집으로 회식을 하러 가면 서빙하는 아주머니께 '불판에 고기가 떨어지지 않도록 알아서 내달라'고 말하는 친구들이니 당연히 그럴 만하다. 고기를 조심해야 한다고 생각하니, 인생의 커다란 즐거움 하나가 사라져 서운한 모양이다. 그러나 식탐을 버려야 건강을 유지할 수 있고, 그래야 더 오래 더 많은 행복을 누릴 수 있다.

식탁은 마음만 먹으면 일상에서 가장 손쉽게 개선할 수 있다. 흰쌀밥은 온전히 흰 설탕 덩어리라고 생각하면 된다. 마주 앉아서 식사를 하는 사람이 숟가락으로 흰 설탕을 푹푹 퍼서 먹고 있다고 생각해보라. 무섭지 않은가? 실제로 쌀밥을 오래 씹어보면 단맛이 난다. 한번은 호기심이 발동해 흰쌀밥으로 식사를 하고 나서 혈당을 체크해보았다. 잡곡밥을 먹고 나서 혈당을 측정했을 때와 확연한 차이가 났다. 당연히 흰쌀밥을 먹었을 때는 혈당이 많이 올라갔고, 잡곡밥을 먹었을 때는 그렇지 않았다.

한국에 머물 때 난감한 점이 있다면 바로 이것이다. 외식을 하러 식당에 가면 대부분 흰쌀밥이 나온다. 보리밥이나 잡곡밥이 나오는 경우는 아주 드물다. 심지어 병원에서도 환자들에게 흰쌀밥을 주는 곳이 있다. 처음에는 상식 이하의 모습에 내 눈을 의심하기도 했다.

내 생각에는 국가적으로 국민들의 건강을 지키는 차원에서 식당에서 흰쌀밥이 나오지 않도록 조치를 취해야 한다. 현재 미국은 질병 예방을 위해 정부의 역할을 키우고 있는데, 가령 뉴욕 시장은 뉴욕 시내에서 담배와 콜라를 팔지 못하도록 만들었다. 기름기가 너무 많은 베이컨도 맥도널드에서 팔지 못하도록 규제했다.

미국의 경우는 GDP의 17%, 한국은 6%가 국민 건강관리 비용으로 사용된다. 금액으로 환산하면 한국인 1인당 건강관리 비용은 2023년 기준 연 96만 원, 평생 의료비는 1억 원이 넘는다. 이것만 봐도 앞으로 질병을 미리 예방하는 일이 얼마나 절실하고 중요한 일인지 짐작할 수 있다. 흰쌀밥 대신 보리밥이나 현미 잡곡밥을 먹는 일은 어렵지 않게 질병을 예방하는 방법이다.

현미밥은 흰쌀밥보다는 거칠어서 대충 씹어서 삼키기가 어렵다. 아마 그런 이유에서 식사를 빨리 끝내는 습관을 가진 한국 사람들이 흰쌀밥을 선호하는 것 같다. 나는 식사할 때 입안에 현미 잡곡밥을 넣고 15번 이상 천천히 씹은 후에 삼킨다. 그래야 소화도 잘 되고, 현미가 우리 몸의 독소를 제대로 해독해주기 때문이다.

병원을 찾는 암환자들에게도 현미 잡곡밥은 반드시 챙겨야 할 것 중에 하나다. 백미는 쌀눈과 속껍질을 모조리 벗겨내 씨젖만 남은 단계다. 반면 현미는 볍씨에서 왕겨만 벗겨낸 단계로 그야말로 일정한 환경만 주어지면 싹이 터서 자랄 수 있는 '살아 있는 씨앗'이다. 살아 있는 씨앗 속에 얼마나 많은 영양성분들이 들어 있겠는가? 현미의 씨눈에 들어 있는 피틴산 Phytate 성분은 암세포가 성장하면서 뿜어내는 독성을 줄여주는 역할을 한다. 이 고마운 씨눈을 고작 거칠다는 이유로 거부하다니, 반찬 투정하는 어린아이가 따로 없다.

콩 역시 마찬가지다. 여성들이 유방암에 걸리는 가장 큰 원인은, 에스트로겐이라는 여성호르몬이 활성산소를 증가시키는 데 있다. 에스트로겐과 특정한 수용체가 결합하면 '암세포야, 자라라!' 하고 사인을 보내는 시스템이 있다. 이때 콩 속에 들어 있는 이소플라본 Isoflavone이라는 성분이 그 세포 수용체와 먼저 결합해버리면 에스트로겐이 결합하지 못하므로 암의 성장과 발생이 억제된다.

〈암 역학회지〉와 〈미국 임상영양학회지〉에 실린 최근 논문들에 따르면 아동기와 청소년기에 콩을 많이 섭취한 사람의 경우 성년기에 유방암 발병 위험이 각각 60%와 40%씩 감소한다. 유방암 생존자에 대한 연구에 따르면, 콩을 많이 섭취한 사람의 경우에는 폐경기에 유방암에 걸렸다가 생존한 후에도 재발률이 23%나 감소했다. 또한 콩을 많이 섭취하면 전립선암 발병률 역시 31%나 감소했다. 아시아인에 비해 콩을 덜 먹었던 서양 사람들은 뒤늦게 콩의 효능을 알게 되었고, 서양 의학계에서는 1990년대부터 콩에 관한 다양한 연구를 활발히 진행하고 있다.

이제는 상식적인 이야기가 되어서 누구나 알고 있겠지만, 건강을 망치는 3가지 백색 가루가 있다. 백미, 백설탕, 백밀가루다. 모두 흰색 탄수화물로 과도하게 가공한 탓에 우리 몸에 꼭 필요한 섬유질, 항산화물질, 피토케미컬Phytochemical이 남아 있지 않다. 한마디로 영양적 가치가 전혀 없다는 뜻이다. 백미 대신 현미와 콩, 완두, 옥수수, 보리, 귀리, 통밀 등으로 탄수화물을 섭취하면 암을 이기는 데 필요한 고영양 식단이 완성된다.

내가 만난 환자 중에 Y라는 환자가 있었다. 대장암, 갑상선암, 자궁경부암 등 가족력이 심란할 정도로 다양했다. 한두 명만 빼고 가족 모두가 암을 한 가지씩 가지고 있었다. Y의 가족은 모두 짜고 매운 음식을 좋아해서 그런 음식을 20년 넘게 먹어왔다. 그러다 보니 저마다 가장 약한 장기에서 이상이 생긴 것이다.

이런 경우 식단만 바꿔도 암의 성장을 지연시킬 수 있다. 결국 Y의 가족은 생활습관을 바꾸기로 결심했다. Y와 가족들은 항암치료를 시작한 후로 그전까지 입에 달고 살던 인스턴트식품과 탄산음료, 치킨과 맥주를 끊었다. 대신 현미, 콩, 조, 율무로 밥을 짓고, 버섯, 청국장, 신선한 채소 위주로 반찬을 만들어 식탁에 올렸다. 아예 마당에 조그만 텃밭을 만들어 채소를 직접 길러 먹기도 했다.

결국 갑상선암이 폐로 전이되어 장례식 날짜까지 잡아두었다던 Y의 동생의 몸에서 가장 먼저 신호가 왔다. 암의 활동이 멈춘 것이다. 그 뒤를 이어 대장암으로 고생하던 Y도 변화하기 시작했다. Y의 동생은 6차 항암치료 후에, 그리고 Y는 4차 항암치료 후에 더는 암세포가 성장하지 않게 된 것이다. 이처럼 암을 치료할 때는 식사를 제대로 하는 일이 정말 중요하다.

현미에 들어 있는 감마오리자놀 γ-oryzanol 성분은 암을 억제하는 면역세포를 활성화시켜준다. 때문에 암세포의 활동을 억제하는 데 중요한 역할을 한다. 오로지 현미 잡곡밥 덕분에 암의 진행이 중단되었다고 말하면 억지소리지만, 장담할 수 있는 것은 흰쌀밥을 끊으면 몸이 조금씩 가벼워진다는 사실이다. 병든 몸을 근본적으로 치료하려면 무엇보다 식생활을 바꿔야 한다.

세월이 흐르면 우리의 몸도 함께 변해간다. 만년 청춘인 줄만 알았던 몸도 속절없이 흘러가는 세월 앞에서는 빠져나갈 방도가 없다. 나이를 먹으면 몸속의 모든 기관이 전반적으로 탄력이 떨어진다. 탄력이 저하되면 쭈글쭈글하게 주름이 잡히고, 그곳에 배설물이나 찌꺼

기가 끼어 염증이 생긴다. 염증은 암을 일으키는 주된 원인이다.

고영양 저열량 식으로 식단을 바꿔 불필요한 탄수화물 섭취를 줄여야 한다. 그러기 위해 반드시 '흰쌀밥=흰 설탕'이라는 사실을 잊지 말아야겠다.

우울한 태도는
시작부터 지는 싸움이다

　　　　　　　　　　　　창밖의 나무들이 푸르른 빛을 한 껏 뽐내던 5월의 어느 날, 눈부시게 빛나는 나뭇잎들을 물끄러미 바라보며 오랜만에 시골 고향집을 떠올리고 있었다. 갑자기 '똑똑' 하고 방문을 두드리는 소리가 났다. 점심 식사를 마치고 느긋하게 티타임을 즐기는 이 시간에 누가 날 찾아왔을까. 의아한 마음으로 문을 여니 웬 낯선 남자가 초조한 얼굴로 문 앞에 서 있었다.

　"선생님, 잠시 시간 좀 내주실 수 없을까요? 선생님의 방송 강연을 듣고 마침 미국 출장을 오는 길에 이렇게 실례를 무릅쓰고 찾아오게 되었습니다."

　대구에 산다는 C는 아내가 지금 암투병 중이라고 했다. 그래서 이런저런 조언을 구하고 싶어 무작정 병원으로 찾아온 것이다. 멀리서 온 데다 사정이 딱해 그냥 돌려보낼 수가 없었다.

그의 이야기를 들어보니, 아내의 오랜 투병생활로 가족 모두가 지친 상태였다. 아내는 이제 그만 포기하고 싶다는 말도 여러 차례 했다고 한다. 근심으로 새까맣게 타들어간 그의 얼굴을 보니, 얼마 못 가 이 사람도 병이 나겠구나 싶어 마음이 몹시 안 좋았다. 암이라는 병이 환자뿐만 아니라 환자 가족들의 의욕과 희망, 사랑까지 좀먹고 있는 것 같았다.

암세포는 인체의 기능을 약화시키고, 정상세포를 밀어낸다. 일반적으로 병에 걸리면 그 병과 싸워서 이겨야 한다고 말하는데, 결론부터 말하면 암과 싸워 이길 수는 없다. 일단 암과 싸우겠다는 각오로는 암을 절대 이길 수 없다는 것 정도는 알아야 한다. 이렇게 말하면 대부분의 사람들이 무척 절망스러운 표정을 짓는다. 하지만 그게 사실인 것을 어쩌겠는가? 이 말은 암을 적으로 만들지 말고 친구로 만들라는 말이다. 암과 함께 가라는 말을 하면, 사람들은 또 이렇게 묻는다.

"그럼, 암치료를 중단하라는 말인가요?"

물론 아니다. 암은 치료하면 좋아지고 치료하지 않으면 악화된다. 고혈압이나 당뇨병처럼 만성병이라는 것들은 원래 그렇다. 암 역시 만성병이다. 그러니 포기하면 지는 것이다.

암을 대하는 태도가 중요한데, 태도라는 것은 '생각의 반응' 같은 것이다. 아픔이 느껴진다고 해서 계속 아프다고 생각하면 안 아픈 곳도 아파진다. 긍정적으로 생각하는 태도가 병을 이기려는 오기보다 우선이라는 말이다.

　세상의 많은 일이 그렇다. '희망 고문'이라는 말처럼 안 되는 것을 가지고 계속 희망을 가지라는 말이 아니다. 1%라도 희망이 있다면 쉽게 포기하지는 말라는 이야기다. 희망이 1%라 암담해하기보다는 1%라도 있으니 다행이라고 여기면 마음이 한결 편안해진다. 분노나 화는 비오는 날의 곰팡이와 같아서, 이것이 마음을 지배하면 온몸에 나쁜 균이 번식한다. 그래서 자꾸 긍정적인 태도를 가지라고 조언하는 것이다.

　어릴 적 우리 마을에 살던 한 아주머니는 말끝마다 "내가 팔자가 세서…"라고 신세를 한탄하셨다. 주위에서 아무리 그러지 말라고 해도 아주머니는 그 신세타령으로 자신의 운명을 비관하기 바빴다. 아주머니의 신세 한탄이 계속될 때마다 상황은 더 나빠지기만 했다. 나는 어린 마음에도 아주머니의 그런 태도가 안타까웠다.

　반대로 교장선생님 댁에서 집안일을 해주시던 아주머니는 매사에 활동적이고 낙천적인 성격이었다. 그 아주머니는 남의 집에서 일을 해서 먹고산다고 생각하지 않았다. 오히려 내가 해준 밥을 먹고 이 집 식구들이 더 건강해지고 바깥일도 더 잘하니, 자신의 일은 복을 짓는 일이라며 즐거워했다. 한끝 차이가 이렇게 다른 결과를 만들어낸다. 이런 마음으로 일하니 아주머니는 빨래나 설거지를 할 때도 싱글벙글 웃을 때가 많았다.

남의 집에서 일을 해주며 돈을 벌지만 자신의 직업을 업신여기지 않는 아주머니가 나는 무척 훌륭하다고 생각했다. 열심히 일해서 식구들에게 필요한 양식을 얻고 더불어 다른 사람을 위해 이로운 일을 한다는 의식은, 남이 아니라 자신의 정신건강을 풍요롭게 만들어준다. 그래서인지 그 아주머니는 언제나 혈색이 좋았고 건강한 에너지가 흘렀다.

나 또한 이런 분들을 본받아 매사에 기쁜 마음으로 일하려고 노력한다. 하루의 반 이상을 아픈 사람을 위해 일하지만, 내가 일을 잘해서 누군가의 건강이 나아진다면 더 바랄 것이 없다고 생각한다. 그것이 의사로서의 내 소명이기에 그렇다.

이런 자세 때문인지 나도 나이에 비해 몸도 건강하고 정신도 맑다고 자부한다. 여전히 젊은 사람들과 유쾌하게 대화를 나누니까 말이다. 하루가 즐거우니 밤에 피로를 느끼는 일도 드물다. 매일 스케줄표를 펴놓고 내일은 또 어떤 사람을 만나 무슨 대화를 나눌까 하는 기대를 품고 잠자리에 들곤 한다.

보고 싶은 사람을 만날 때는 연애하는 기분마저 든다. 환자를 만나거나 후배들을 만날 때, 나는 그들의 멋진 연인이고 싶다.

내가 사람들로부터 가장 듣기 싫어하는 말이 하나 있다.

"아픈 사람을 많이 만나면 기氣를 빼앗기지 않나요?" 하는 말이다. 나는 환자들에게 기를 빼앗긴다는 생각을 단 한 번도 해본 적이 없다.

의사라면 절대로 가져서는 안 되는 못된 생각이다. 그러니 이런 생각으로 환자를 대하는 의사는 일단 좋은 의사가 아니다.

나는 사람들을 만나서 대화를 나눌 때, 내가 상대방에게 어떤 도움을 줄 수 있을까를 항상 생각한다. 계산적으로 사람을 만나는 일은 자신에게도 타인에게도 도움이 되지 않는다. 나눌 수 있을 때 아낌없이 나누는 게 행복이다. 이는 신이 인간에게 부여해준 아름다운 의무이기도 하다. 빛이 어둠을 밀어내는 것처럼, 좋은 에너지가 나쁜 에너지를 밀어낸다. 어둠을 탓할 게 아니라 내가 빛이 되는 삶을 살면 된다. 이런 삶을 다시 살아보라고, 아픈 몸을 통해 빛의 중요성을 다시 느껴보라고, 가끔씩 병은 우리 몸에 찾아온다. 이 순간이 바로 자신을 겸허히 돌아보아야 할 때다.

바이러스가
암을 만든다

"따르릉!"

새벽 3시, 전화벨 소리가 고요한 새벽을 가른다. 벌떡 일어나 수화기를 들었다. 석달 전에 미국으로 들어와 2차 항암주사를 맞고 있는 P였다.

"김 박사, 나 좀 어떻게 해줘요. 구역질은 갈수록 심해지고, 이제 물조차 안 넘어갑니다. 이렇게는 도무지 더 살 수가 없을 것 같아요. 흐흐흑…"

고통을 호소하던 P는 끝내 말을 잇지 못하고 울음을 터뜨렸다. 그는 중견기업의 임원으로 건실하게 회사생활을 하던 중 복부에 덩어리가 만져져 병원에서 초음파 검사를 했고, 담낭에서 암세포가 발견된 경우였다. 발견 당시에 이미 3기라서 도저히 수술을 할 수 없다는 말을 듣고 어렵게 미국행을 결심한 환자였다.

이렇게 극도로 예민한 상태에서 환자가 의지할 곳은 의사밖에 없다. 이 시간까지 고통으로 잠 못 드는 환자에게 의사가 해줄 수 있는 일은 수면제 처방이 아니라 따뜻한 공감이다. 누군가의 위로가 절대적으로 필요한 순간이니까 말이다.

나는 그에게 28일을 주기로 항암치료를 할 때 찾아오는 증상에 대해 이야기하지 않았다. 대신 암세포를 진정시키고 다시 직장에 복귀하는 그날을 이야기했다. P에게 회사에서 어떤 일을 했는지, 몸이 호전되면 앞으로 어떤 일을 해보고 싶은지, 의욕을 가지고 해보고 싶은 일을 하나하나 얘기해보라고도 했다. 그렇게 40분 넘게 통화를 하며, 그의 이야기를 들어주었다. 오로지 통증에 대한 생각으로 가득 차 있는 그의 머릿속에 좀더 긍정적인 생각이 비집고 들어갈 틈이 생기길 바라면서 말이다. 통화를 끝내고 다시 자리에 누웠지만 잠은 쉬이 오지 않았다.

나는 매일 새벽 4시 반에 일어나 얼바인에 있는 교회에 가서 새벽기도를 드리고 온다. 교회까지 차를 몰고 가면서 늘 생각하는 것은 '세상은 이렇게 살기 좋아졌는데 왜 질병으로 고통스러워하는 사람은 점점 많아지는가?'다.

인간은 누구나 스스로를 치유하고 방어하는 능력을 가지고 태어난다. 면역계가 제대로 기능하면 몸에 침투한 바이러스를 차단할 수 있다. 하지만 이것은 어디까지나 환경과 의식주가 제대로 뒷받침을 해줄 때 가능한 일이다. 동물성 지방을 지나치게 많이 섭취하거나 짜고 맵고 단 음식을 입에 달고 사는 사람은 질병에 쉽게 노출된다. 또한 밤낮을 바꿔서 생활하거나 생활패턴이 불규칙한 사람, 오염된 환경에서 생활하는 사람 역시 나쁜 세균이 몸에 들어왔을 때 제대로 방어하지 못한다. 면역력이 약해졌기 때문이다.

우리 몸의 면역체계는 새로운 바이러스가 침입하면 효율적으로 방어하기 위해 '항체'라는 물질을 형성한다. 항체가 형성된 다음에는 동일한 바이러스가 침입했을 때 항체가 작동해 빠른 속도로 바이러스를 제거한다.

"이놈의 감기가 떨어질 생각을 안 해요."

주위를 둘러보면 유독 감기에 자주 걸리고 한번 걸리면 한 달 이상 호되게 앓는 사람들이 있다. 감기 또한 바이러스가 원인이다. 그래서 감기를 낫게 해주는 약 자체가 없다. 감기에 걸리면 그냥 집에서 쉬고 물을 많이 마시는 수밖에 없다.

한국 사람들은 의료수가가 낮아서 그런지 가벼운 감기에만 걸려도 무조건 병원으로 달려간다. 한국인 1인당 병원 외래 이용 횟수는 OECD 국가 중 1위로 불필요한 치료, 특히 약물 과다복용이 문제가 되고 있다. 의사 입장에서 조언하자면, 병을 만드는 것은 자신의 생활습관이다. 특히 소아과에 가보면 아주 기가 막힌다. 한국의 엄마들은 질병에 대한 기본적인 상식이 부족해도 너무 부족한 것 같다. 아이들이 콧물을 조금만 훌쩍여도 무조건 병원에 데려가니까 말이다. 그러면 병원 입장에서는 당연히 뭔가 조치를 취해야 한다. 그냥 놔두면 자연히 떨어질 미열인데도 항생제를 처방해준다. 그런데 이 항생제를 먹으면 장 속의 유산균들이 많이 죽는다. 과연 이런 상식을 알면서도 항생제를 그렇게 남용하는 것인지 묻고 싶다.

감기몸살에 걸렸다고 항생제를 먹는 것은 진짜 병을 만드는 바보 같은 행동이다. 어릴 때 스스로의 저항력으로 감기를 몰아내지 못하면, 죽을 때까지 평생 약에 의존해서 살아야 한다. 무엇보다 큰 문제는 약에 내성이 생겨 점점 더 많은 양의 약을 먹어야 한다는 사실이다.

우리 집의 세 아이는 아빠가 의사지만 감기 때문에 병원에 가본 적이 없다. 우리 부부는 아이들이 감기에 걸리면 몸을 따뜻하게 해주고, 채소를 갈아서 끓인 수프를 수시로 먹였다. 그리고 잠을 푹 잘 수 있도록 해주었다. 그렇게 해주면 감기는 곧 떨어지게 마련이다. 시간은 조금 걸리지만, 스스로 감기 바이러스를 이겨낼 힘을 충분히 기를 수 있다. 성인 역시 마찬가지다.

우리 몸이 항체를 만드는 데 걸리는 시간은 1~2주 정도다. 감기에 걸려 항체가 만들어지는 기간 동안에는 비타민C가 많은 레몬을 넣어 채소와 과일을 갈아 마시고, 각종 미네랄이 풍부한 허브티, 채소 수프 등을 충분히 먹어서 몸을 보호하는 것이 중요하다.

약리학에서는 '모든 약에는 독성이 있으므로 최악의 경우 죽음을 재촉할 수 있음을 잊지 말아야 한다'고 경고한다. 모든 약은 득과 실이 있다. 그러니 위험과 이득을 따져 묻고 선택해야 한다. 그리고 약의 부작용과 약을 함부로 쓰면 안 되는 이유도 반드시 알고 있어야 한다.

감기 바이러스의 종류로는 리노, 코로나, 아데노, 인플루엔자 바이러스 등이 있다. 어느 날 아침 뉴스를 보니, 아시아에서 유행했던 사스SARS 바이러스와 비슷하게 열과 기침을 동반하는 호흡기 증후군인 코로나 바이러스가 중동으로 향하는 성지순례 행렬을 주춤하게 만들었다는 보도가 흘러나왔다. 감염자 64명 가운데 33명이나 사망했다고 한다. 이 코로나 바이러스는 너무 쉽게 변형이 일어나서, 예전에 만든 항체가 지금 유행하는 바이러스에 제대로 작동하지 못하는 경우가 많다. 감기에 대한 백신이 없는 이유는, 바이러스가 이처럼 쉽게 변형되기 때문이다.

바이러스는 동식물, 세균 등 살아 있는 세포에 기생하고 다른 생물의 세포 안에서만 증식할 수 있는 미생물을 말한다. 세포는 현미경을 이용해야 볼 수 있는데, 바이러스는 그런 세포보다도 여러 배 더 작다. 현재까지 5,000여 종의 바이러스가 밝혀졌는데, 그 이외의 바이러스는 실체조차 알지 못하는 실정이다. 문제는 바이러스가 사람의 몸에 들어왔을 때 정상세포를 나쁜 성질의 세포로 변형시킨다는 사실이다.

채널을 돌리니 이번에는 한국에 '진드기 바이러스'로 불리는 중증 열성 혈소판감소증후군SFTS 확진 환자 17명 가운데 8명이 사망하고 9명이 생존했다고 한다.

"여보, 뉴스마다 바이러스 타령인데 이유가 뭐예요?"

바이러스와 관련된 보도가 연일 나오니 뉴스를 보던 아내가 한마디 거든다. '정체불명의 바이러스'라는 것은 모두 인간의 과잉 성장에서 비롯되었다. 인간의 이기심이 부른 지구환경의 오염으로 하루에도 수십 가지의 바이러스가 새롭게 발생하는데, 대부분의 사람들이 이런 사실을 모른 채 살아간다. 우리가 과연 이 바이러스들로부터 안전한지 의심해봐야 할 대목이다.

2002년 11월에 처음으로 발견된 사스 바이러스를 떠올려보면 바이러스 감염의 심각성을 체감할 수 있다. 이 바이러스는 감염 사실을 몰랐던 여행객들에 의해 6주 만에 전 세계로 퍼졌고, 8,000명의 감염자 중 800명이 사망했다. 2009년 멕시코에서 시작된 신종 플루(신종 인플루엔자) 역시 전 세계로 급속히 확산되어 많은 이들을 공포로 몰아넣었다. 이처럼 바이러스성 질병의 확산 속도는 상상을 초월한다. 지금 이 순간에도 정체불명의 바이러스 보균자들이 세계 각지를 돌아다니며 교류하고 있기 때문이다.

그렇다면 바이러스는 암과 어떤 연관이 있을까? 우리 몸의 세포가 바이러스에 감염되면 유전자 변형이 일어나 암세포를 만들 확률이 높아진다. 바이러스가 정상세포의 단백질을 녹이고 유전물질이 핵을 교란시키면, 바이러스와 동일한 유전물질이 만들어진다.

여러 글로벌 건강 잡지를 펼쳐 보면 전문가들의 엄중한 경고를 어렵지 않게 찾아볼 수 있다. 우리가 살고 있는 세상이 종말에 가까워지고 있다는 말이다. 특히 중국과 인도가 경제적으로 급성장하면서

도시가 급격히 팽창했고, 그 과정에서 필연적으로 야기된 환경오염은 그 심각성이 상상을 초월한다. 뉴델리와 뭄바이의 수질은 식수로 사용할 수 없을 정도로 오염되었다고 한다. 또한 하버드대학교 보건대학원의 연구자들이 중국에서 판매되고 있는 생수를 조사해보니, 오염된 식수를 정수 처리하지 않고 그대로 병에 담아 판매하고 있었다고 한다. 시중에서 판매하고 있는 생수 속에서 각종 바이러스와 변종 세균이 발견된 것이다. 바이러스의 위험성은 몸에 들어가서 염증을 유발하는 데 있다. 이 염증이 암 발병을 촉진시킨다는 연구결과가 있다. 하버드대학교의 한 보건학 교수는 2030년까지 인구의 절반이 바이러스와 염증에 노출될 위험에 처했다고 주장했다. 가령 헬리코박터 파일로리균이 위암을 일으키고, 휴먼 파필로마 바이러스가 여성의 자궁암을 일으키는 것처럼 말이다.

중국 상하이의 경우는 주요 식수원인 황푸강에서 부패 정도가 심각한 돼지 사체 6,600마리가 발견되었다고 한다. 식수원이 그 정도로 무방비 상태인데, 식수에 얼마나 많은 바이러스가 있을지는 아무도 예측할 수 없다. 우리는 환경오염에 따른 전방위적인 바이러스 출몰에 대응할 수 있는 준비를 철저히 해야 한다.

이렇게 수많은 사건사고 속에서, 우리가 하루하루를 온전히 건강하게 살아내는 일은 정말 귀하고 가치 있는 일이다. 지구촌은 단 하루도 조용히 지나가지 않는다. 매일 지진이 일어나는 곳도 있고, 히로시마 원자폭탄보다 20배의 충격에 해당하는 운석이 떨어져 많은 희생자가 발생한 곳도 있다. 전자 쓰레기 몸살로 마을 전체가 오염돼 태어나는 아이들이 모두 질병과 장애를 가진 곳도 있다. 이들의 삶이 결코 만족스러울 수 없다. 항상 피로하고 어딘가가 아플 것이다.

지구가 품고 있는 모든 유기물이 결국 죽음을 맞이한다. 사정이 그렇다면 밑져야 본전이니까 간절하게 믿음을 가져보면 어떨까. 우선 내 몸의 질병을 인정하고, 의사를 믿고, 암을 이겨나가는 나 자신의 치유력을 믿어보자. 땅을 치며 후회하고 근심으로 밤을 지새울 시간에 우리가 해야 할 일은 따로 있다. 병을 인정하고 치료에 전념하는 일, 그리고 면역력을 키우는 일이다.

암세포가 살 수 없는
몸을 만드는 법

〈타임〉지가 선정한 '10대 슈퍼푸드'는 귀리, 블루베리, 토마토, 녹차, 연어, 마늘, 브로콜리, 견과류, 시금치, 적포도 등이다. 육식 위주의 기름진 식사를 많이 하는 미국인들에게 꼭 필요한 영양소들이 골고루 포함된 셈이다. 무엇보다 인간의 몸에 이로워 '슈퍼푸드'라고 불리는 이 식품들 중에 기름진 음식은 하나도 없다. 어떻게 보면 그저 소박한 식재료들이다.

최근 10년 사이에 과학자들은 식물에서 항암물질을 발견하는 쾌거를 올렸다. 과일과 채소가 각종 미생물과 해충 등으로부터 자신을 방어하기 위해 몸속에 지니고 있는 성분을 피토케미컬이라고 한다. 사람의 몸에 들어가면 항산화 작용과 세포 손상을 억제하는 작용을 한다. 한마디로 꾸준히 섭취하면 항암물질이 악성 종양에 달라붙어 암세포의 성장을 차단하고 암세포가 스스로 죽게 만든다. 또한 암이 다른 곳으로 전이될 확률도 낮춰준다. 암치료와 관련해서 각각의 슈퍼푸드가 어떤 효능을 가졌는지에 대해 간단히 알아보고 넘어가겠다.

1. 시금치나 브로콜리 같은 녹색채소에 들어 있는 미량 영양소는 손상된 인간의 DNA를 복구한다. 평소에 녹색채소를 자주 먹는 사람은 그렇지 않은 사람에 비해 췌장암 발병률이 38%나 낮다는 연구결과가 나왔다.
2. 베리류는 껍질과 씨까지 섭취하면 그 속에 들어 있는 안토시아닌 Anthocyanin 성분이 항산화 작용을 하고 발암물질을 억제하며, 몸속의 독소를 해독하는 작용을 한다.
3. 수박과 토마토는 전립선암과 폐암을 억제시키는 데 좋다. 특히 토마토를 가열해서 식물성 기름과 함께 먹으면 리코펜 Lycopene 성분이 10배나 더 잘 흡수된다.
4. 마늘이 가진 알리신 Allicin 성분은 강력한 살균 효과는 물론 위암 예방에 탁월하다. 하지만 날것으로 먹기보다는 장아찌를 만들어 먹거나 익혀서 먹는 것이 위에 덜 부담스럽다.
5. 사과 속에 들어 있는 플라보노이드 Flavonoid 성분은 유방암의 재발을 방지하고, 감귤은 폐암을 예방하는 데 좋다.
6. 이처럼 각종 채소와 과일에는 암을 예방하는 좋은 성분들이 많은데, 특히 씨앗과 견과류를 함께 섭취하면 지방산이 공급되어

우리 몸이 피토케미컬을 잘 흡수하게 도와준다. 씨앗과 견과류는 심장병 환자의 부정맥을 예방하고 노화로 인한 근육량 및 골질량 감소를 개선한다.

7. 버섯이 가진 피토케미컬 성분에는 소염 효과가 있어서 자가면역질환과 관절염에 도움을 준다. 버섯에는 렉틴 ^{Lectin}이라는 단백질 성분이 들어 있는데, 렉틴은 암세포가 될 위험이 있는 비정상 세포와 결합해서 몸의 방어기제를 활성화시킨다. 오로지 세포 결합만으로 독소나 정상세포에 악영향을 주지 않고 암세포의 확산을 방어하는 것이다. 그래서 버섯과 녹색채소를 함께 그리고 자주 섭취하면 유방암의 위험이 60~70%나 낮아진다. 뿐만 아니라 암세포의 혈관 생성을 억제해 종양의 성장을 막아주기도 한다.

암세포가 살 수 없는 몸을 만들기 위해서는 이와 같이 피토케미컬 성분이 많이 들어 있는 채소와 과일, 견과류, 씨앗류, 버섯류를 많이 먹고, 항산화제와 비타민을 꾸준히 섭취하는 것이 좋다.

몸에 이로운 미량영양소가 거의 없는 가공식품은 우리 몸의 면역기능을 떨어트려 암 발생률을 높인다. 한국인들도 식생활의 변화 때문에 콜레스테롤 수치가 미국인들만큼이나 높아졌다. 몸은 바뀌지 않았는데, 갑자기 나물이나 신선한 채소를 많이 먹던 식습관에서 가공식품과 기름기가 많은 고기 위주의 식습관으로 바뀌었기 때문이다. 몸속에 나쁜 콜레스테롤과 중성지방의 수치가 높아지면 혈관에 기름 덩어리가 끼어 혈관이 좁아진다. 당연히 뇌졸중이나 심장병 등이 생길 수밖에 없다.

그런데 왜 이런 현상이 생기는지를 학자들이 연구해보니, 기름진 식사로 인해 몸 안에 생긴 염증이 문제였다. 이로 인해 살이 찌는 것은 물론이고, 혈관의 문제는 우리 몸 구석구석에 치명적인 손상을 가져온다. 예전에는 어떻게 기름이 몸속에서 염증을 일으키는지를 학자들도 잘 몰랐다. 염증은 그저 균이 들어가서 생기는 것이라고만 알았기 때문이다.

아무리 좋은 음식도 지나치게 많이 먹으면 탈이 난다. 여러 번 주의를 주어도 식탐이 많은 사람들은 음식을 잘 조절하지 못한다.

"선생님, 입맛이 당기는 걸 어떻게 합니까? 저는 고기를 안 먹으면 못 살아요. 힘을 낼 수가 없어요."

붉은 고기를 먹는 횟수를 줄여야 한다고 말하면 이런 식으로 엄살을 피우는 환자들이 있다. 고기도 자주 먹다 보면 습관이 되는데, 그 습관에 길든 사람은 약간만 줄이라고 해도 인생의 모든 즐거움을 빼앗기라도 한 것처럼 낙심한다. 실제로 고기를 먹다 보면 술을 마시게 되고, 그러면 술 마시는 재미에 또 고깃집을 찾는다.

이렇게 일주일에 한두 번은 꼬박꼬박 술과 고기를 먹게 되고, 그렇게 한 달, 두 달, 세 달이 가면 1년도 쉽게 지나간다. 결과적으로 1년 내내 술과 고기를 엄청 열심히 그리고 꾸준히 먹은 셈이다. 좋아하는 음식을 아예 끊으라는 게 아니다. 조금씩 줄여나가면서 자신의 몸에 맞는 건강한 음식으로 대체하라는 것이다. 그런데 이런 것조차 못하겠다고 떼를 부리면, 나중에 소 잃고 외양간 고치는 격이 된다.

췌장에 기름이 끼면 당뇨 증상이 생기고 염증이 발생한 부위가 췌장암이 된다. 전 세계적으로 가장 나쁜 암이라고 알려진 췌장암은 주로 부자들이 걸리는 병이다. 기름진 식사, 육식 위주의 식사를 자주 하는 사람들에게 주로 발생한다. 그래서 그런지 췌장암은 가난한 사람들은 잘 안 걸린다.

췌장암에 쓰이는 약이 스타틴 Statin이다. 이 계통에는 여러 가지 약이 있지만 예방의 차원에서 콜레스테롤 수치가 높은 사람은 스타틴을 먹어주면 좋다. 내분비학자 존 래클리스 John Reckless 박사는 "아마도 사람들의 식수에 스타틴을 포함시켜야 할 것 같다."는 말을 할 정도로 획기적인 약으로 알려져 있다.

하지만 모든 약은 오래 쓰면 내성이 생기고 부작용이 발생하므로 약에만 의존해서는 안 된다. 반드시 정기검진을 통해 몸의 상태를 자주 체크해 병을 예방하는 것이 바람직하다. 또한 약은 췌장암에 대한 가족력이 있는 경우 의사와 상담을 해서 지혜롭게 써야 한다.

예방 차원에서 한 가지 더 덧붙이고 싶은 것은, 영양분을 골고루 섭취하지 못하는 암환자와 생활 형편이 어려운 사람들은 반드시 종합비타민을 챙겨 먹어야 한다는 것이다. 끼니를 제대로 챙겨 먹지 못하는 일반인은 하루에 1정이면 충분하지만, 병을 앓는 환자라면 오전에 1정, 오후에 1정씩 먹어도 좋다.

다만, 평소에 식사를 거르지 않고 현재 몸이 건강한 사람은 비타민을 먹을 필요가 없다. 비타민의 종류에는 수용성과 지용성이 있다. 비타민C의 경우 몸에서 필요한 양이 사용되고 나면 나머지는 몸 밖으로 빠져나가지만, 비타민A와 비타민D는 몸 밖으로 배출되지 않는다. 그리고 이것이 축적되면 병을 일으킬 수 있다. 시중에서 판매되고 있는 비타민 제제의 용량은 우리 몸이 필요로 하는 비타민의 양보다 적게는 100배에서 많게는 1,000배까지 많다. 끼니를 꼬박꼬박 잘 챙겨먹는 건강한 사람이라면 비타민을 과다하게 섭취해서 좋을 게 없다는 것을 상식으로 알고 있어야겠다.

여자들의 경우 폐경기가 되면 뼈가 약해진다. 재생세포의 기능이 떨어져서 그렇다. 뼈세포가 재생되려면 칼슘과 비타민D가 필요하다. 칼슘은 우유나 멸치를 통해서 얻을 수 있는데, 비타민D는 햇볕을 쬐어야 흡수가 된다. 비타민 알약만 먹으면 거기에 들어 있는 모든 성분이 저절로 몸에 흡수되고 쓰인다고 여겨서는 안 된다. 적절한 운동을 병행해야만 몸이 비타민을 제대로 흡수하고 사용할 수 있다. 식사를 하고 난 뒤에는 동네 근처를 산책하거나 매일 꾸준히 걷기운동을 하는 것이 좋다. 좋은 성분을 먹었다면 이것을 잘 흡수하고 사용해야 먹은 보람도 있으니 말이다.

특히 암환자의 경우, 약을 먹고 집 안에만 가만히 있으면 아무 소용이 없다. 몸을 안 움직이면 뼈가 약해져서 잘 걷지도 못하고, 그러면 더더욱 기운이 없어져서 몸을 못 움직이게 된다. 악순환이 반복되는 것이다. 힘들어도 천천히 걷는 연습을 하고 가능하면 공원에라도 나가서 볕을 쬐고 신선한 공기를 마시는 것이 중요하다.

세상의 모든 생명체는 신비한 몸을 가지고 태어난다. 사람에게 쓸 약이나 치료법 등을 개발할 때 실험용 쥐를 이용해 실험하는 경우가 많은데, 이것은 쥐의 유전인자가 사람과 비슷하기 때문이다. 예전에는 개도 많이 사용했지만 반려동물 보호 차원에서 개를 대상으로 한 실험은 가급적 최소화하고 있다.

그런데 묘한 점이 하나 있다. 쥐와 개, 인간은 유전자의 기본구조가 비슷한데, 왜 인간은 80세까지 살고, 쥐는 5년, 개는 기껏해야 15년밖에 못 살까? 한번은 병원에 입원한 한 꼬마 환자가 어디서 그런 이야기를 들은 적이 있는지 내게 물어온 적이 있다.

"닥터 할아버지, 왜 개는 15년만 살고 사람은 100년까지도 살아요? 저는 저희집 강아지 찰리와 오래오래 살고 싶어요. 찰리도 100세까지 살게 해주세요."

아이의 천진난만한 말을 들으며 나는 빙그레 웃음이 나왔다.

"글쎄, 왜 그럴까? 왜 하나님이 찰리는 15년만 살게 하고, 너는 100세까지 살게 하실까? 인간인 네가 세상에 나와서 해야 할 일이 찰리보다 더 많아서 그런 것 아니겠니?"

내 대답에 꼬마는 잠시 뭔가 생각하는 듯하더니, 이내 고개를 끄덕이며 내 말이 옳은 것 같다고 웃어 보였다.

"맞아요. 찰리는 밥 먹고 자는 시간이 더 많아요. 저처럼 학교 숙제도 하지 않고, 축구를 하러 다니지도 않고요."

지렁이는 1년이 채 못 되어 죽는다. 내가 보기에는 이런 생물들이

할 일이 없어서 일찍 죽는 것 같다.

　인종의 구분 없이 사람의 체온은 모두 36.5도로 똑같다. 이보다 떨어지거나 올라가면 몸에 병이 생긴다. 그런데 왜 그러한지는 학문적인 연구만으로는 설명이 되지 않는 일이다. 이토록 신비로운 인체의 비밀을 알면, 자신의 몸을 소중하게 여기지 않을 수 없다. 소중한 몸을 어떻게 관리하고 보살필 것인지는 모든 현대인들의 숙제다.

걷는 시간만큼
건강수명도 길어진다

습관은 우리 삶에서 반복적으로 이루어지는 자동적인 행위다. 이는 긍정적인 영향을 줄 수도 있고, 부정적인 결과를 초래할 수도 있다. 좋은 습관은 신체적, 정서적, 심리적으로 긍정적인 변화를 가져온다. 좋은 습관으로는 규칙적인 수면, 건강한 식습관, 취미 활동, 운동과 명상, 자아 성찰, 적절한 휴식 등이 있다.

반면 나쁜 습관은 부정적인 영향을 미칠 수 있다. 예를 들어 흡연은 신체적, 정서적, 심리적으로 해로운 결과를 초래한다. 흡연자는 사망 위험이 30~45% 증가하며, 운동 부족은 수면의 질을 저하시킨다. 또한 하루 5시간 이하의 수면은 사망률을 15%까지 증가시킬 수 있다. 불균형한 영양섭취, 가공식품과 고열량식품의 과다 섭취는 만성질환과 조기 사망의 주요 원인이 된다. 외로움 또한 건강에 부정적인 영향을 미치며 평균보다 26% 높은 사망 위험을 초래하고, 심한 경우 기대수명보다 7년 먼저 사망할 가능성이 있다. 지나친 걱정은 두통, 위장장애, 호흡곤란뿐만 아니라 정신건강에도 악영향을 미칠 수 있다.

좋은 습관이든 나쁜 습관이든 쉽게 바꾸기 어려운 이유는 뇌가 특정한 행동을 반복할수록 이를 더욱 효과적으로 수행하도록 학습하기 때문이다. 이를 습관화 habituation라고 한다. 좋은 습관은 신체 건강을 증진시키며, 효율적인 신체 기능을 유지하도록 돕는다. 또한 규칙성과 안정성을 높여 삶을 보다 안전하고 건강하게 만든다. 규칙적인 운동, 균형 잡힌 식사, 충분한 수면과 같은 건강한 습관은 신체적, 정신적 건강을 개선하고 심장병, 뇌졸중, 암, 당뇨병 등의 위험을 낮춘다.

이러한 습관을 의도적으로 형성하면 시간을 보다 효율적으로 사용할 수 있으며, 우선순위를 정하여 생산성을 높이고 일과 삶의 균형을 맞출 수 있다. 나쁜 습관을 중단하는 것은 쉽지 않지만, 먼저 자신의 습관을 인정하는 것이 극복을 위한 첫걸음이 된다.

꾸준한 신체 활동은 근골격계를 활성화하여 신체의 균형을 유지하는 데 도움을 준다. 그중에서도 걷기는 가장 효과적인 유산소 운동이다. 허리를 곧게 펴고 턱을 가볍게 들어 올린 채 당당한 자세로 활기차게 걷는 것이 중요하다. 누구나 하루 30분 정도의 중강도 운동이나 15분의 고강도 운동을 실천하는 것이 바람직하다. 특히 노인은 더욱 적극적으로 움직이고 운동해야 허리 디스크와 무릎 관절염을 예방하고 치료할 수 있다. 걷는 시간만큼 기대수명이 증가한다는 연구결과도 있다.

허리통증은 디스크 손상이 보내는 신호일 수 있으며, 허리 근육운동은 신중하게 적절한 강도로 진행해야 한다. 활동적인 사람은 그렇지 않은 사람보다 사망 위험이 30~35% 낮은 것으로 나타났다. 운동은 노화로 인해 발생하는 근육과 조직의 염증을 줄여주며, 수면의 질을 개선하는 데도 도움이 된다. 또한 규칙적인 운동은 인지능력을 향상시키고, 인지기능 저하를 예방하거나 그 진행을 늦추는 효과를 보인다.

매주 150분 이상의 규칙적인 중강도 운동을 실천하면 평균 기대수명보다 약 7년 더 장수할 수 있다. 걷기, 수영, 춤과 같은 간단한 신체 활동은 뇌로 전달되는 통증신호를 차단하고, 엔도르핀 분비를 촉진하여 만성통증을 완화한다. 또한 염증을 줄이는 효과가 있어 통증을 유발하는 원인을 근본적으로 개선하는 데 기여한다. 운동은 혈액순환을 촉진하여 부종을 줄이고, 혈압과 당뇨병 위험을 낮추는 데도 효과적이다.

근력운동은 신체를 더욱 강하고 탄탄하게 만들며, 남성에게는 근력을 강화하고 여성에게는 신체의 탄력과 균형을 유지하는 데 도움을 준다.

의학의 아버지 히포크라테스는 "음식을 약으로 삼고도 고치지 못하는 병은 의사도, 약도 고칠 수 없다. 모든 병은 장에서 시작된다."라고 말했다. 인간의 장은 테니스 코트 크기에 해당하는 넓은 면적을 통해 영양소를 흡수하며, 장의 건강은 전신 건강과 밀접한 관련이 있다. 장은 단순히 음식물을 소화하는 기관이 아니라, 해독 작용을 수행하는 제2의 간이자, 면역세포의 70% 이상이 존재하는 가장 큰 면역기관이다. 또한 장은 뇌 신경전달물질을 생산하는 역할을 하며, '제2의 뇌'라고 불릴 정도로 뇌와 긴밀한 관계를 맺고 있다.

장 내에는 약 20여 종, 200조 개 이상의 미생물이 존재하며, 이 중 60%는 유익균(프로바이오틱스)이다. 이 유익균을 성장시키는 섬유질을 함유한 채소류 등의 음식은 프리바이오틱스라고 한다. 김치는 프로바이오틱스와 프리바이오틱스를 모두 포함한 대표적인 발효식품이다. 실제로, 구약성경에 등장하는 선지자 다니엘은 기름진 음식을 피하고 채소와 물만 섭취해 건강을 유지했다고 기록되어 있는데, 오늘날 널리 알려진 지중해식 식단이 바로 이 다니엘 식단에서 유래했다.

지중해식 식단은 채소, 과일, 콩, 견과류, 식물성 단백질, 통곡물, 섬유질이 풍부하다. 이 식단은 비타민과 미네랄이 풍부하여 혈당 조절을 돕고, 폴리페놀과 같은 항산화 및 항염증 성분이 많아 심혈관 질환 위험을 낮춘다. 또한 뇌 건강과 인지 기능을 증진시키고 장수에 도움을 준다.

우리 몸은 약알칼리성(pH 7.35~7.45) 상태일 때 가장 건강하지만, 염증이 생기면 몸이 산성화된다. 생선, 오리, 흑염소를 제외한 대부분의 동물성 식품은 산성이며, 반면 채소는 대부분 알칼리성이다. 고기는 소화 과정이 느려 장내에 오래 머물면서 변비와 게실염을 유발할 수 있다. 게실diverticula이란 몸 안에 있는 관(식도, 위장, 소장, 대장 등등)의 일부가 부풀어서 기다란 모양의 주머니가 생기는 것이다. 변이 게실에 갇히면 만성염증을 유발하고, 용종이나 암의 발생 가능성을 높인다. 따라서 고기를 섭취할 때는 섬유질이 풍부한 채소와 함께 먹는 것이 바람직하다.

우리 몸은 pH가 7.0 이하로 떨어지면 산성화가 진행되면서 각종 질병의 원인이 된다. 대부분의 채소는 알칼리성을 띠는 반면, 동물성 고기와 탄산음료는 산성화를 유발한다. 골다공증 또한 몸이 산성화를 방지하기 위해 뼈에서 칼슘을 빼내는 과정에서 발생한다. 아프리카 여성들은 채소 중심의 식사를 하기 때문에 골다공증 없이 허리를 곧게 유지하는 것이다.

나트륨은 우리 몸에 꼭 필요한 필수 미네랄이지만, 과다 섭취하거나 너무 적게 섭취하면 건강에 해로울 수 있다. 나트륨은 주로 소금 형태로 섭취되며, 땀, 눈물, 소변을 통해 자연스럽게 배출된다. 감자, 시금치, 바나나, 아보카도처럼 칼륨이 풍부한 식품은 나트륨의 부작용을 완화하고 혈압 조절에 도움을 준다.

매운 음식의 캡사이시노이드 성분은 혈압을 낮추고 콜레스테롤 수치를 조절하며, 장내 미생물 환경을 개선하여 소화 기능을 증진한다. 또한 식후 인슐린 수치를 낮춰 혈당 조절에도 긍정적인 영향을 미친다.

간헐적 단식은 지방을 에너지원으로 사용하게 만들어 혈압, 혈당, 콜레스테롤 수치를 개선하는 데 효과적이다. 최근 널리 알려진 키토 식단(저탄수화물, 고단백, 고지방 식사)은 지방 연소를 촉진하는 식단으로, 건강한 지방을 포함한 아보카도, 견과류, 씨앗, 달걀 등을 섭취하는 것이 좋다. 유기농 식품은 합성 화학물질이나 유전자 변형 생물체GMO를 사용하지 않고 재배된 식품이지만, 건강에 더욱 유익하다는 확실한 과학적 증거는 아직 부족하다.

아무리 좋은 음식을 섭취하더라도 근심, 걱정, 불안은 장운동을 방해하는 호르몬과 신경전달물질을 분비시켜 소화기능에 부정적인 영향을 미칠 수 있다. 장과 뇌는 밀접한 관계를 가지며, 소화기 질환이 우울증의 원인이 될 수도 있고, 반대로 우울증이 위장 건강을 악화시킬 수도 있다. 결국 건강한 삶을 위해서는 올바른 식습관과 더불어 정신적 안정도 필수적이다

수면은 우리 삶에서 약 3분의 1을 차지하며, 음식처럼 생존에 필수적인 요소다. 수면은 신경세포 간의 소통을 비롯한 다양한 뇌 기능에 중요한 역할을 한다. 충분한 수면이 없으면 새로운 기억을 형성하고 저장하는 뇌의 신경회로를 유지할 수 없으며, 집중력과 반응속도도 저하된다.

수면 중에는 뇌와 신체가 깨어 있는 동안 축적된 독소를 제거하는 기능을 수행한다. 또한 수면은 신체의 모든 조직과 기관에 영향을 미

치며, 뇌, 심장, 폐의 기능을 조절하고, 대사, 면역체계, 기분, 질병 저항력 등에 중요한 역할을 한다. 만성적인 수면 부족이나 질 낮은 수면은 고혈압, 심혈관질환, 당뇨, 우울증, 비만의 위험을 증가시킨다. 특히 알츠하이머 치매와 관련된 아밀로이드 단백질이 불량한 수면과 연관이 있다는 연구결과가 있으며, 하루 6시간 이하로 수면하는 50대는 치매에 걸릴 확률이 더 높아진다.

수면은 매우 복잡한 생리적 과정이며, 최근에서야 학계에서 그 기전을 점점 더 깊이 이해하고 있다. 수면은 눈은 감고 있지만 안구가 빠르게 움직이는 REM 수면과 그렇지 않은 비REM 수면으로 나뉜다. 잠을 자는 동안 여러 단계의 수면을 순환하며, 각 단계에서 고유한 뇌파와 신경 활동이 나타난다.

수면 조절에는 24시간 생체리듬 circadian rhythm과 수면-각성 항상성 sleep-wake homeostasis이 함께 작용하여 잠과 각성 상태를 조절한다. 수면-각성에 영향을 미치는 요인으로는 건강 상태, 약물, 스트레스, 수면 환경, 섭식 습관 등이 있으며, 그중에서도 가장 결정적인 요소는 빛이다.

대부분의 수면장애 또는 불면증은 잘못된 수면 습관, 스트레스, 불안, 운동 부족, 만성질환, 약물 복용 등과 관련이 있다. 가장 효과적인 치료법 중 하나는 인지행동치료를 통해 행동 패턴을 교정하는 것이다. 규칙적인 취침 시간을 정하고, 낮잠을 피하며, 자기 직전에는 카페인 섭취나 TV 시청을 삼가는 것이 중요하다.

수면제는 비REM 수면 시간을 증가시킬 수 있지만, 복용 전 반드시 전문가와 상담해야 한다. 또한 술은 진정 효과를 증폭시켜 수면제와 함께 복용할 경우 위험할 수 있다.

우리 몸의 약 70%를 차지하는 물은 건강을 유지하는 데 필수적인 요소다. 물은 영양분을 세포로 운반하고 장기들을 보호하며, 소화 및 영양 흡수를 돕는다. 충분한 물 섭취는 집중력 저하, 기분 변화, 체온 상승, 변비, 신장 결석 등의 문제를 예방하는 데 도움을 준다.

하루 최소 2L의 물을 마시는 것이 권장된다. 이온수는 pH 농도가 높은 알칼리성 물로, 뼈 건강, 노화 방지, 암 및 심장질환 예방에 도움이 된다고 알려져 있다. 위장 건강에도 긍정적인 영향을 미칠 수 있다. 한편 수소수는 항산화 및 항염증 효과가 있다고 주장하지만, 이에 대한 과학적 근거는 아직 부족하다.

가장 건강한 물은 지하 깊은 곳에서 자연적으로 솟아오르는 용수 spring water로, 이는 자연적으로 정화된 알칼리성 물이며 병에 담기기 전 별도의 정수 과정이 필요 없다. 용수는 운동선수들에게 이상적인 물로 평가된다.

우리는 매일 무엇을 먹을지, 얼마나 잘 것인지, 얼마나 많은 물을 마실 것인지 선택하며 살아간다. 작은 선택들이 모여 우리의 몸을 만들고, 우리의 하루를 결정한다. 건강한 식사는 단순히 배를 채우는 일이 아니라, 몸과 마음에 에너지를 주는 일이다. 깊고 편안한 수면은 하루의 끝이 아니라 새로운 하루를 위한 준비이며, 충분한 물 한

잔은 단순한 갈증 해소가 아니라 몸이 스스로 치유하고 회복할 수 있도록 돕는 과정이다.

삶을 더 건강하게, 더 가볍게 살아가고 싶다면 거창한 변화가 필요하지 않다. 오늘 한 끼를 더 신중하게 먹고, 어제보다 조금 더 푹 자고, 물 한 잔을 더 챙겨 마시는 것. 그렇게 사소한 것들을 소중하게 여길 때, 우리의 몸은 스스로 균형을 찾아간다. 건강이란 결국, 하루하루를 소중하게 쌓아가는 과정이다.

이렇게 건강을
유지하고 있습니다

　나의 아버지는 90세, 어머니는 99세까지 장수하셨으니 나는 비교적 좋은 유전인자를 물려받았다. 지난 82년을 돌아보면, 아주 어린 시절 앓았던 전염병과 한국전쟁 당시의 가벼운 외상을 제외하면 심각한 병을 앓은 적이 없었다. 세계 곳곳을 여행하면서도 음식이나 수면으로 어려움을 겪지 않았으니 건강관리에 있어서도 나름대로 운이 좋았다고 생각한다. 어쩌면 중학교 1학년 때부터 가정교사와 함께 생활하며 규칙적인 생활습관을 몸에 익힌 덕분일지도 모른다. 무엇보다도 기독교 가정에서 자라며 모든 일에 감사하고, 즐겁게 긍정하며, 절제하는 삶을 습관화한 것이 건강을 유지하는 데 큰 영향을 미쳤다고 믿는다.

　그러나 가족력에 당뇨병이 없다는 사실에 안심한 탓인지, 단 음식을 너무 좋아했다. 초콜릿과 같은 단 것을 지나치게 섭취한 결과, 30년 전 진단한 혈액검사에서 혈당 수치가 다소 높게 나왔다. 지금도 약을 복용하며 혈당을 조절하고 있지만, 이를 계기로 식습관을 더욱 신중하게 관리하고 있다. 단 음식을 줄이고, 생선을 중심으로 한 건강한 식단을 유지하며, 아침은 가장 든든히 먹고 저녁은 가볍게 하는 식습관을 실천하고 있다.

나는 어려서부터 걷기를 많이 했다. 60세가 넘어서 골프를 시작했는데, 골프는 걸을 수 있는 운동이라는 점에서 더욱 마음에 들었다. 여자 프로 골프 대회를 직접 관람하면서 점점 실력이 향상되었고, 시간이 허락될 때마다 즐기는 유일한 전신운동이 되었다. 그 외에도 저녁 식사 후 1시간가량 집 주변을 산책하며 하루를 정리하고, 따뜻한 물로 목욕을 하면 몸이 노곤해져 더욱 깊이 잠들 수 있다. 수면 습관도 규칙적이라, 잠깐을 자도 깊이 숙면하는 편이다. 요즘은 밤에 깨면 책을 읽다가 다시 잠들곤 한다. 젊었을 때는 위인전이나 로맨스 소설을 많이 읽었지만, 나이가 들수록 인문학과 종교 서적에 더 끌리게 되었다. 수영을 배우려고도 했으나, 물에 대한 두려움 때문에 몸이 뜨지 않아 결국 포기했다.

나는 어떤 일이든 지나치게 심각하게 받아들이지 않는다. 고민할 일이 생기면 혼자 끙끙 앓기보다는 그림을 그리거나, 70세 이후 배운 색소폰이나 클라리넷을 연주한다. 성가곡을 부르면 마음이 차분해지고 기분도 좋아진다. 내가 좌우할 수 없는 일에 대한 근심과 걱정은 하나님께 맡기고 기도하면 결국 해결될 것이라는 믿음이 있다. 영화 감상도 큰 즐거움이다. 극장에서 영화를 보거나, TV와 넷플릭스로 주로 사극, 전쟁, 범죄, 로맨스 장르를 찾아보면서 다양한 인생 이야기를 접한다.

비행기를 타거나 강의를 준비할 때면, 어린 시절 이루기 어려울 것 같았던 비행기 조종사의 꿈이 떠오른다. 직접 그 꿈을 이루지는 못했지만, 하늘을 나는 순간마다 나는 여전히 그때의 설렘을 느낀다. 강의를 준비하며 청중 앞에 설 때도 마찬가지다. 꿈을 향해 달려온 과정이 떠오르고, 그 길을 걸어온 것에 대한 감사와 흥분이 가슴을 가득 채운다. 그래서 긴 비행도, 바쁜 일정도 나에게는 피곤함이 아니라 또 하나의 의미 있는 여정이 된다. 어린 시절 품었던 열정이 지금도 내 삶의 원동력이 되어, 나는 여행과 교수 활동에 온전히 몰입할 수 있다.

이런 삶의 태도는 학생 때부터 자연스럽게 형성되었다. 서울 새문안교회에서 연세대 김형석 교수의 강의를 들으며, 그의 깊은 통찰과 따뜻한 가르침이 내 삶에 깊은 영향을 미쳤다. 그분이 쓰신 책을 빠짐없이 읽으며 삶과 철학에 대한 시야를 넓혀갔다. 특히 도움이 필요한 사람들에게 손을 내밀고, 보람 있고 가치 있는 삶을 추구하는 그의 태도는 내게 깊은 감명을 주었다. 그래서 나는 자연스럽게 그분을 내 인생의 롤모델로 삼았고, 그의 삶의 방식과 가치를 본받으려 노력해왔다. 지금도 강의실에서 학생들과 소통할 때, 그리고 비행기에 몸을 실을 때마다, 나는 어린 시절 꿈꿨던 열정과 김 교수님께 배운 삶의 자세가 하나로 연결되어 있음을 느낀다.

2001년 5월 리더스 다이제스트 특집 기사에서는 여러 대학에서 정기적으로 교회를 다니는 사람들을 조사한 연구결과를 소개했다. 연구에 따르면, 크리스천들은 병원을 찾는 빈도가 낮고, 질병 회복 속도가 일반인보다 3배 빠르며, 혈압이 더 낮고, 평균수명이 7년 더 길었다. 또한 우울증과 외로움을 덜 경험하는 것으로 나타났다. 특히 수녀들의 평균수명이 가장 길고, 코미디언이나 음악가들이 질병에 덜 걸린다는 점을 주목할 만하다. 이는 긍정적인 정서와 사회적 유대가 건강에 미치는 영향을 시사한다. 이미 고인이 되었지만 방송인 송해 선생, 영국의 물리학자 스티븐 호킹, 연세대학교 철학자 김형석 교수와 같은 삶을 살아간다면, 그것은 아름답고 가치 있는 삶이라 할 수 있을 것이다.

최근 15년간 극동방송 이사장 김장환 목사님의 설교와 삶을 가까이에서 접할 기회가 많아졌다. 그의 따뜻한 신앙과 변함없는 헌신은 나에게 깊은 울림을 주었고, 나는 그분 또한 내 인생의 롤모델로 삼게 되었다. 김 목사님처럼 나 역시 타인에게 힘이 되는 존재가 되고, 크리스천으로서 예수를 전하며 살아가기를 소망한다. 이를 위해 기도하며, 신앙을 삶 속에서 실천하고자 애쓰고 있다.

이 세상에서 영원한 것은 없으며, 우리가 죽은 뒤 어떻게 될지는 아무도 확신할 수 없다. 기독교에서는 영원한 세계가 존재한다고 믿으며, 이러한 믿음은 마음의 평온을 가져다줄 수 있다. 믿음이란 단순히 진실이라고 확신하는 마음 상태로, 선입견과 개인적 소망에 기반하여 근본주의적 교리에 연결되기도 한다. 반면 신앙은 선입견 없이 깊은 신뢰와 사랑을 바탕으로 하며, 성숙한 다원주의와 연결되어 바른 삶을 인도한다.

돌이켜보면, 내가 걸어온 길과 오늘날의 나는 결코 우연이 아니었다. 부모님의 정성 어린 기도와 간절한 사랑이 있었기에, 하나님께서 내 삶을 인도해주셨다고 믿는다. 건강한 유전자를 물려받은 것, 큰 병 없이 살아온 것, 그리고 삶의 소중한 가르침을 주신 멘토들을 만난 것. 지금까지 받은 은혜에 감사하며, 앞으로도 더욱 겸손한 마음으로 내게 주어진 사명을 다하고자 한다.

풋볼 선수들을
죽음에 이르게 한 염증

미국인들의 풋볼 사랑은 어마어마하다. 풋볼은 축구와 럭비를 혼합한 것으로, 양 팀에서 각각 11명의 선수들이 나와 타원형의 공을 들고 뛰는 게임이다. 경기장 양 끝에 골대가 있는데, 공을 가진 상태에서 누가 더 많이 상대편 골라인을 지나쳐 가는가를 겨루는 게임이다. 서로 공을 뺏기지 않기 위해 몸싸움으로 상대를 제압하고, 자기편 선수에게 공을 패스한다. 한편에선 그것을 막기 위해 맹렬하게 수비에 나선다. 공을 가진 사람에게 태클을 걸고 진로를 방해하기 위해 몸으로 밀친다.

"야크 선수, 일어나야죠. 아! 안타깝습니다. 5야드를 앞두고 공을 뺏겼습니다."

풋볼은 태클, 밀치기, 블로킹으로 이루어진 경기라고 해도 과언이 아니다. 워낙 거친 플레이가 많이 오가다 보니 반칙을 하면 공격의 기회를 빼앗긴다. 하지만 상대편에게 공을 빼앗기나 반칙으로 빼앗기나 선수들은 별로 신경 쓰지 않는 것 같아 보인다. 팀의 자존심을 건 경기에서 선수들은 필드에서 쓰러지고 일어나기를 수없이 반복한다.

타박상은 넘어지거나 차였을 때처럼 외부의 충격으로 인해 근육이 붓고 통증이 생기는 증상이다. 외부의 충격 때문에 피부 속의 세포조직이 파괴되면 출혈이 생기고 검푸른 멍이 든다. 그런데 타박상을 반복해서 입으면 몸에 변화가 온다. 미국 남자의 평균수명이 75세 정도인데, 풋볼 선수들의 평균수명은 겨우 55세라고 알려져 있다. 풋볼 선수들 중 거의 3분의 1이 이른 나이에 병을 앓고 죽는데, 주요 원인이 타박상에 의한 염증이라고 한다.

염증이란 몸이 손상을 입거나 유해한 바이러스나 세균이 침입했을 때 이를 방어하기 위해 면역계가 활성화되는 과정이다. 쉽게 말해 몸이 위험을 감지하면 면역세포들이 신호를 보내어 손상 부위를 치료하고 감염을 막기 위해 싸우는 것이다.

염증반응이 시작되면 면역세포, 응고 단백질, 신호 분자들이 동원되어 손상된 조직을 복구하고, 외부 침입자를 제거한다. 이 과정에서 홍반(붉어짐), 부종(부기), 열, 통증 같은 증상이 나타나는데, 이는 면역 반응이 정상적으로 작동하고 있다는 신호다. 하지만 감염이 없어도 염증이 생길 수 있으며, 염증반응이 과도하게 지속되면 오히려 몸에 해를 끼칠 수 있다.

몸에 차곡차곡 쌓여 만성이 된 염증은 암, 관상동맥 경화증, 수술 합병증, 뇌졸중 등을 일으킨다. 풋볼 선수들은 이런저런 병으로 일찍 죽기도 하지만, 잦은 타박상으로 뇌에 퇴행성 변화가 생겨 치매에 걸리는 경우도 많다고 한다. 그뿐 아니라 운동을 그만두면 체중이 급격히 불어 뚱뚱해지는 등 노화현상이 빠르게 진행된다. 그래서 가능하면 일찍 선수 생활을 접고 여가활동을 즐기며 이제까지 함부로 쓴 몸을 관리해주어야 한다. 그렇게라도 건강할 때 미리 질병을 방지하는 것이 최선책이다.

생체조직이 손상을 입었을 때 우리 몸은 몸속의 면역체계를 총출동시켜 대응한다. '급성염증'이라서 이렇게 방어하는 것이다. 손상을 입은 부위는 열이 나고 붓고 아프면서 빨갛게 달아오른다. 예를 들어 목감기, 편도선염 등도 급성염증인데, 열이 나고 붓고 아픈 증상이 나타난다. 이런 단순 감기 같은 급성염증은 별로 문제가 되지 않는다. 하지만 만성염증은 문제가 심각해질 수 있다. 만성염증을 가진 사람은 미세먼지와 니코틴, 음식에 들어간 첨가물 등을 먹게 되면 오염물질을 내보내기 위해 염증반응이 나타나기 때문이다.

내장지방이 과도하게 쌓여 있거나 혈액 속에 당분이나 지질이 너무 많아도 염증이 생기고 그 염증은 만성으로 진행된다. 그러면 몸속에서는 세포 변성과 유전자 변이가 일어난다. 평소에 몸을 너무 안 쓰거나 식사를 너무 적게 해도 염증이 발생한다. 신진대사 기능이 떨어져서 체내의 염증물질을 밖으로 원활하게 배출하지 못하기 때문이다. 게다가 정신적인 스트레스까지 지속되면 교감신경을 자극해 더더욱 염증반응이 자주 발생한다.

몸에 차곡차곡 쌓여 만성이 된 염증은 암이나 관상동맥 경화증, 알츠하이머병, 관절염, 비만, 당뇨, 우울증, 건선, 알레르기, 수술 합병증, 뇌졸중, 만성통증 등을 일으킨다. 만성염증은 고감도 CRP 검사(C-reactive protein, C 반응성 단백)를 해보면 알 수 있다. 되도록 만성염증의 유발요인을 없애서 여러 질환의 발병 가능성을 낮춰야 한다.

지금처럼 의학이 발전하기 전에 우리는 어떻게 살았을까? 되돌아보면, 과거에는 애나 어른이나 할 것 없이 몸에 부스럼이 많았다. 몸속에서 발생한 염증이 몸속에 고이지 않고, 아무런 방해 없이 깨끗하게 밖으로 배출되었다는 증거다. 그러나 요즘은 그렇지 않다. 아이들이나 성인들을 보면 모두 피부가 반질반질한 조약돌처럼 매끄럽다. 먹는 음식에 방부제와 항생제가 지나치게 많다는 증거다. 이렇게 염증이 몸 밖으로 배출되지 못하니 아무리 장수시대라 해도 질병을 몸속에 품고 함께 긴 시간을 지내야 한다. 무병장수가 좋지 유병장수가 무슨 의미가 있나 싶다.

피부가 베이거나 타박상을 입었을 때 나타나는 염증의 형태는 통증, 종창, 발적이다. 하지만 알레르기나 관절염을 앓을 때는 재채기, 가려움, 두드러기, 관절통 등을 느낀다. 염증이 더 심해지면 각종 만성질환을 일으킨다.

염증의 핵심은 '산화 스트레스'라는 개념인데, 산화 스트레스는 몸의 기관과 조직을 노화시킨다. 겉으로는 피부에 주름이 생기고, 안으로는 혈관이 굳어지고 세포막이 손상된다. 한마디로 몸속을 엉망으로 만드는 것이다.

옛날에는 미국인들이 생고기를 즐겨 먹었다. 그런데 생고기를 많이 먹으면 변비가 생긴다. 게다가 나이가 들면 누구나 장의 탄력이 떨어져서 변의 압력으로 장벽이 볼록볼록하게 나온다. 변비가 생겨 변의 압력으로 게실이 생기면 결국 대장과 소장에 염증이 생긴다. 모든 암의 기전을 보면 염증에서 시작된다.

만성염증을 예방하고 염증의 수치를 낮추려면 쾌적한 환경에서 생활하는 것이 중요하다. 담배는 당연히 끊어야 하고, 미세먼지가 많은 대로변을 장시간 걷는 것도 좋지 않다. 집안에서는 화분을 키우는 것이 좋다.

흡연 얘기가 나와서 한마디 덧붙이자면, 흡연과 음주 같은 해로운 활동으로 미국, 영국, 중국, 프랑스 등 10개국에서 발생하는 암 관련 치료비용이 한 해에만 무려 38조 원에 이른다는 조사결과가 나왔다. 생활습관만 고쳐도 그러한 막대한 돈을 아낄 수 있다. 이런 비용을 다른 좋은 일에 쓰면 얼마나 좋겠는가? 건강한 생활습관의 중요성을 다시 한 번 강조하고 싶다. 먼저 건강한 식습관을 유지하는 것이 핵심이다. 염증을 줄이는 데 도움이 되는 식품으로는 색이 다양한 채소와 과일, 통곡물, 올리브오일, 오메가-3 지방산이 풍부한 생선이 있다. 반면 붉은 고기, 가공된 설탕, 튀긴 음식, 과도한 가공식품은 염증을 유발할 수 있어 피하는 것이 좋다.

또한 건강 보조제를 활용하는 것도 도움이 된다. 오메가-3 지방산, 녹차 추출물, 마그네슘, 비타민 B6, C, D, E는 염증을 완화하는 효과가 있어 적절히 섭취하면 몸의 균형을 유지하는 데 도움이 된다. 또한 항산화 효과가 있는 양파와 베리류를 꾸준히 먹는 것이 좋다.

만성염증을 줄이고 싶다면, 하루에 40분 정도 유산소 운동을 하는 게 좋다. 꾸준한 유산소 운동은 비만해진 지방세포의 크기를 줄여주기 때문이다. 수영이나 조깅, 자전거 타기를 하면서 이마와 등에 땀이 조금 배어나올 정도로 운동하는 것이 좋다. 여기에 추가로 아령을 이용해 20분 정도 근육운동을 하면 세포의 괴사를 막을 수 있다. 마지막으로 염증을 줄이는 비타민D를 몸에 흡수시키기 위해서는 햇빛을 자주 보고 꾸준히 산책을 하면 효과가 좋다.

나는 매일 새벽기도를 마치고 집에서 아침식사를 한 뒤에 1시간가량 혼자 또는 아내와 함께 가벼운 걷기 운동을 한다. 가족들 뒷바라지를 하느라 부쩍 몸이 약해진 아내의 근육을 단련시키기 위해서다. 매일 해보니 습관적인 운동만큼 건강에 도움이 되는 것이 없다. 운동은 저녁에도 계속된다. 저녁식사를 마치고 1시간 후부터 동네를 걸으며 산책하는데 그동안 바빠서 나누지 못했던 여러 가지 얘기를 허심탄회하게 나눈다.

이런 시간이 아내는 행복하다고 하고 나는 감사하다고 한다. 많이 사용해 여기저기 아픈 몸이지만 이제부터라도 서로 위하고 아껴주면서 무탈하게 남은 생을 감사히 마칠 수 있을 듯하다.

면역력이 무너지면
모든 것이 무너진다

2008년 〈네이처〉지에 흥미로운 주제의 논문 한 편이 실렸다. 구글의 검색어로 전 세계 독감 환자를 예측하는 것에 관한 논문이었다. 요즘 사람들은 감기 기운이 느껴지거나 독감에 걸리면 병원을 찾기 전에 먼저 구글에서 '독감'을 검색해본다. 무엇이든 궁금한 게 있으면 먼저 인터넷 검색부터 해보는 게 현대인의 생활패턴이다. 그런데 그런 사람이 엄청나게 많아지면, 그 자체로 의미 있는 패턴이 된다.

또한 '독감'이라는 검색어가 많이 나오는 지역을 파악하면, 주변을 차단해 독감의 확산을 막을 수도 있다. 그 논문에 따르면, 실제로 구글의 검색어 데이터와 보건기관에 보고된 독감 환자 수가 거의 일치했다고 한다. 구글 google.org의 플루 트렌드 flutrends는 사람들이 '독감'

을 검색해보는 상황의 추이를 실시간으로 보여주는 예보 시스템이다. 보건당국이 발령하는 '독감 유행 주의보'보다 더 빠르다고 한다. 이제는 기상 데이터, 병원 기록, SNS 활동, 백신 접종률 등을 종합적으로 분석해 독감 발생률을 예측하는 방식으로 발전했다.

질병은 균의 침투로 염증이 생기는 것이다. 하지만 그것이 전부는 아니다. 사람의 몸은 세포와 세포가 연결되어 있는데, 여기에도 리듬이 있다. 우리 몸을 트랜지스터라고 생각해보자. 세포와 세포가 미세한 선으로 연결되어 있고, 여러 기관들도 연결되어 있다. 가령 뇌와 간이 연결되어 발바닥에 있는 신경까지 신호를 주고받는다. 이렇게 연결된 곳 중 하나라도 반응이 일어나지 않으면 우리 몸의 균형이 깨졌다는 의미다.

병을 예방하려면, 신체의 기본적인 메커니즘을 이해하고, 규칙적인 생활과 적당한 운동, 균형 잡힌 식사에 신경 써야 한다. 정신적으로도 균형을 유지하는 것이 중요한데, 가령 봉사활동 등을 통해 삶의 가치를 재고하며 사는 것도 도움이 된다. 요즘처럼 경쟁이 극심한 사회에서 스트레스를 안 받고 사는 사람은 없다. 그런데 적당한 스트레스는 오히려 삶의 활력소가 될 수 있다. 노동을 끝내고 휴식을 할 때 우리의 두뇌가 안정되는 것처럼 말이다.

나는 아무래도 디지털보다는 아날로그 방식이 우리 몸을 더 건강하게 해준다고 생각한다. 그래서 가능하면 디지털 기기에 의존하지 않으려고 노력한다. 예를 들어, 요즘 사람들은 대부분이 전화번호를 외우지 않는다. 스마트폰에 다 저장되어 있기 때문이다. 그러다 보니 뇌의 '기억' 기능이 자꾸만 떨어진다. 나조차도 그런 느낌이 들어, 몇 년 전부터 가능하면 번호를 외워서 전화를 걸려고 애쓴다.

몸을 필요 이상으로 아끼고 쉬게 하면 오히려 노화가 빨라진다. 지혜롭게 휴식하는 게 중요한데, 바쁜 틈틈이 책을 읽고 사색을 하면서 잠깐씩이라도 낮잠을 자는 것이 좋다.

한 가지 잔소리를 덧붙이자면, 요즘 사람들은 스마트폰에 빠져 책을 별로 읽지 않는 것 같다. 한국에 와서 보니 아이 어른 할 것 없이 죄다 스마트폰 삼매경이다. 젊을 때는 몰라도 나중에 분명히 후회할 것이다. 스마트폰에 빠져 지내는 습관은 각종 질병을 부른다. 그중에서 가장 위험한 것이 바로 치매다. 하루에 몇 줄, 몇 페이지라도 책을 읽고 사색하는 습관을 기르는 것이 치매를 예방하는 데도 효과적이다.

치매는 단순한 기억력 저하를 넘어 일상생활에 지장을 주는 질환으로, 기억력 감퇴와 판단력 손상이 점점 심해진다. 건망증은 특정 정보를 순간적으로 잊거나 물건을 잘못 두는 정도이지만, 치매는 한 번 잊은 정보를 다시 떠올릴 수 없고 점차 증상이 악화된다. 시간이 지나면 뇌 신경세포가 감소하면서 사고력과 인지 기능이 저하되고, 방향 감각을 잃거나 대화 이해력이 떨어지는 등 삶의 질이 급격히 저하된다.

치매 환자는 정서적으로 불안정해지고 감정 기복이 심해지며, 환각이나 편집증이 나타나기도 한다. 주된 원인은 뇌에 축적되는 베타 아밀로이드 플라크와 타우 단백질로, 이들이 신경세포를 손상시켜

알츠하이머병을 유발한다. 알츠하이머병은 치매의 가장 흔한 원인으로, 전체 치매 환자의 60~80%를 차지한다.

현재 미국에서는 600만 명 이상이 치매를 앓고 있으며, 한국에서도 환자 수가 급격히 증가하고 있다. 60세 이상에서 치매 발생 확률은 약 7%, 65세 이상에서는 10% 이상으로, 특히 85세 이상 여성에서 발병률이 가장 높다. 치매는 유전적 요인뿐만 아니라 고혈압, 당뇨, 비만, 우울증, 흡연, 과음, 신체 활동 부족, 사회적 고립 등 다양한 요인과 관련이 있다.

앞에서 하던 얘기를 이어서 해보자. 아무리 현대의학이 발달했다 해도 특정한 질병을 뿌리째 다 없애기는 어렵다. 모든 병이 그렇다. 그러니 첫째도 예방, 둘째도 예방이다. 특히 수술과 약물치료, 방사선치료를 적절히 조절하며 암을 치료하는 일은 결코 만만한 일이 아니다. 수술로 암세포 조직을 제거하면 림프절이나 다른 조직으로 전이되기가 쉬워진다. 그래서 주변 조직까지 잘라내게 되고, 그렇게 되면 수술 후에 일상생활이 많이 불편해진다.

또한 항암치료에 사용되는 약의 종류는 50가지나 되고 이마저도 제조사가 모두 다르다. 그러니 의사가 환자에게 적합한 약 2~3가지를 고르는 일은 정말이지 쉽지 않다. 그리고 방사선치료 역시 정확하게 암세포에만 방사선을 쪼일 수 없기 때문에 비교적 넓은 부위의 조직이 괴사된다. 상황이 이렇다 보니 암을 없애는 일도 중요하지만, 치료의 부작용을 줄이고 환자의 면역력을 높이는 일이 무엇보다 중요하다.

건강하게 태어나는 것은 운명이지만, 건강하게 사는 것은 자신의 노력에 달렸다는 격언이 있다. 잘못된 세포 변형을 억제시키려면 면역력을 강화하는 습관을 생활화해야 한다. 면역력을 키우는 가장 기본적인 방법을 제안해보면 3가지 정도가 있다.

첫째, 체온 유지에 신경 쓴다. 여름철에 택시를 타보면, 운전기사 분들 대부분이 와이셔츠를 두 겹으로 입고 손에 장갑까지 끼고 있다. 아스팔트 열기를 견디다 못해 택시를 탄 손님을 배려하기 위해 거의 종일 에어컨을 틀어 놓아야 하기 때문이다. 그러니 이들에게 체온을 보호하는 일은 매우 중요하다.

사람의 정상 체온이 36.5도라는 것은 상식이다. 그런데 체온이 1도만 떨어져도 면역력이 30% 떨어진다는 통계가 있다. 혈액 속의 백혈구가 혈액을 통해 온몸을 돌며 외부에서 침입한 바이러스와 세균을 잡아 먹어야 하는데, 체온이 떨어지면 백혈구가 자신의 역할을 제대로 수행하지 못한다. 당연히 이런 상황에서 면역력도 떨어진다.

"기사님, 에어컨 꺼도 좋습니다. 장시간 동안 이런 냉기를 어떻게 버티십니까?"

택시를 타면서 내가 이런 말을 건네면, 대다수가 '밤마다 뼛속에서 냉기가 나오는 것 같다'며 하소연한다. 몸을 따뜻하게 유지해야 혈액 순환이 잘되고, 그래야 소화는 물론이고 노폐물 배출이 원활해져 면역력이 높아진다. 그러면 암세포의 증식도 억제할 수 있다.

요즘 사람들은 생활이 지나치게 풍족해서 조금만 더워도 참지 못하고 에어컨을 켜는 것 같다. 우리 몸은 봄여름가을겨울 사계절의 변화를 모두 느끼고, 계절에 맞게 적절한 대처능력을 기를 필요가 있다. 조금만 더워도 덥다고 난리고 조금만 추워도 춥다고 엄살을 떨다 보면 그만큼 면역력이 약해진다. 문명의 이기에 지나치게 의존하고 몸을 너무 귀하게 대접하는 것도 병에 쉽게 걸리는 한 가지 원인이 될 수 있다. 웬만한 추위와 더위에는 끄떡없는 체력과 인내심을 기르면 건강은 저절로 따라온다. 목적지에 다다랐을 때 나는 운전기사분에게 한 마디 건강 상식을 전하곤 한다.

"채소 위주의 식사를 하시고, 운전하지 않으실 때는 가급적 많이 걸어 다니셔야 합니다."

둘째, 스트레스를 관리하고 근육량을 유지한다. 요즘 사람들은 잠자는 시간을 빼고 하루 중 거의 대부분을 앉아서 보낸다. 학생이나 직장인이나 마찬가지다. 꼼짝도 하지 않고 온종일 앉아서 하는 일이 마냥 즐겁지만은 않을 것이다. 대개는 결과물을 만들어내기 위해 피나는 경쟁을 해야 하기 때문이다. 당연히 정신적인 스트레스가 이만저만이 아니다. 이러한 극도의 스트레스와 불규칙한 식사, 턱없이 부족한 운동량은 수명을 단축시켜주는 최상의 트리오다.

우리 몸의 자율신경은 교감신경과 부교감신경으로 나뉘는데, 스트레스가 심해지고 식사를 불규칙하게 하면 교감신경이 항진된다. 교감신경이 항진되면 몸이 늘 비상사태로 인식하게 된다. 비상사태가 되면 근육은 긴장하고 혈관이 축소되면서 혈압이 오르는 등 우리 몸의 각 기관이 제 기능을 못하게 된다. 백혈구도 영향을 받는다. 이때 발생하는 산화 물질이 몸의 건강한 조직을 교란시킨다. 또한 혈액까지 산화시켜 혈액을 끈적거리게 만들고, 혈액순환이 느려지면 결국 면역력까지도 떨어질 수밖에 없다.

운동을 너무 심하게 하거나, 지나치게 몸을 안 움직이는 생활 역시 자율신경의 균형을 무너뜨린다. 적당한 운동으로 체지방을 알맞은 수준으로 줄이고 근육량을 증가시켜 적절한 체중을 유지하는 것이 중요하다. 적당한 운동은 뇌기능을 촉진시켜주고 신경전달물질인 도파민을 증가시켜 긴장감을 완화시켜주기도 한다. 자신에게 맞는 운동만 꾸준히 해도 대장암, 폐암, 자궁내막암 등에 걸릴 위험이 현저하게 낮아진다.

나는 평소에 병원에서 엘리베이터 대신 계단을 이용하려고 애쓴다. 계단 오르내리기가 나에게는 꽤 좋은 운동이다. 계단 오르내리기에도 철칙이 있다. 그냥 아무 생각 없이 하면 효과가 없다. 일단 배꼽에 살짝 힘을 주면 괄약근이 저절로 긴장해서 자세가 흐트러지지 않는다. 이렇게 반듯한 자세를 유지하며 계단을 오르내리면 운동 효과가 좋다. 그리고 피트니스 클럽에 가서 아내와 함께 줄넘기, 훌라후프, 철봉 매달리기 같은 운동을 하는데, 몸이 약간 더워지면서 온몸에 땀이 조금 날 정도로 한다. 나나 아내나 고령의 나이다 보니 가벼운 대화가 가능한 정도의 운동강도가 적당하다.

셋째, 질 높은 수면을 충분히 취한다. 나는 10대 때부터 여든이 넘은 지금까지 하루에 5시간 정도 깊은 수면을 취하고 있다. 수십 년 동안 수면만큼은 매우 신경 써서 규칙적으로 해왔다. 그런데 주위를 둘러보면 일에 집중하느라 하루에 2~3시간만 자는 사람들이 있다. 잠자는 것도 잊고 인터넷 게임을 하던 사람이 과로사로 죽었다는 신문기사도 가끔씩 보인다. 건강한 삶에 질 높은 수면은 필수적인 요소다. 깨어 있는 동안 우리의 몸은 산소와 음식을 에너지원으로 삼아 열심히 활동한다. 그리고 잠자는 동안 이 에너지를 다시 회복해야 한다.

아이들은 수면 중에 성장호르몬이 나오고, 어른들은 피부와 혈액세포가 재생된다. 뇌세포와 중요한 조직들이 다시 활동준비를 하는 시간도 이때다. 몸이 아플 때 더욱 깊은 잠에 빠지는 것 역시 같은 이치다. 잠을 충분히 자지 않으면 정신적, 정서적인 면에도 큰 문제가 생긴다. 인지능력, 집중력, 판단력이 떨어지고 우울증에 빠지기 쉽다. 그렇게 되면 정상적인 생활을 할 수 없을 뿐만 아니라 교감신경이 항진되어 면역력이 떨어진다. 앞에서 말했듯이 교감신경이 항진되면 혈관이 좁아지면서 혈압까지 상승하기 때문에 심혈관 질환, 당뇨병, 뇌혈관 질환을 일으킬 수도 있다. 물론 그렇다고 해서 반대로 지나치게 많이 자라는 뜻이 아니다. 너무 많이 자면 무기력증에 빠진다.

우리나라는 OECD 국가 중에서 암 발병률이 가장 높다. 암환자의 연령층 역시 계속 낮아지고 있다. 행복해서 자주 웃는 사람에게 암이 오는 경우는 드물다. 취미활동 등을 통해 자신이 좋아하는 일을 꾸준히 하면서 스스로의 행복지수를 올려야 한다. 이렇게 행복을 먹고 자란 면역력은 무척 단단해서 어지간한 스트레스에는 끄떡없다. 가능하면 잘하는 일과 좋아하는 일을 둘 다 하면서 살기 바란다. 큰 욕심 부리지 말고, 양쪽의 균형을 잘 잡고 하면 된다. 그러면 타인으로부터, 사회로부터 스트레스 받을 일도 적어질 것이다. 자기만족으로 행복해지는 것은 당연하다.

분수에 맞게 살면
크게 아플 일도 없다

"여보, 식사하세요. 카레 만들었어요. 당신이 채소, 생선, 카레가 항암에 좋다고 꾸준히 식탁에 올리라고 했잖아요. 벌써 애들이 다 커서 이 집에 우리뿐이네. 시간이 참 빨라."

식탁에는 가지와 양파를 넣은 카레가 올라와 있었다. 카레에는 강황이 들어가는데 강황에는 커큐민 Curcumin이라는 좋은 성분이 있다. 이 성분은 유독 항암효과가 뛰어나다. 얼마나 효과가 좋은지 미국에서는 이 커큐민을 알약으로 판매할 정도다.

누구나 애틋한 연애를 해보았을 것이다. 결혼하기 전에 나는 아내의 구김살 없는 성격을 좋아했고, 음악을 전공했다는 점이 마음에 꼭 들었다. 아내는 내가 맡은 일에 성실하고 약속을 잘 지키는 모습이 듬직했다고 한다. 그런데 막상 결혼하고 보니 잠자는 시간대부터 식성까지 모든 게 달랐다. 나는 바닷가 출신이라 생선을 좋아했고, 서울내기인 아내는 고기를 좋아했다. 오직 신만이 아시는 이 오묘한 만남에서 비켜서지 않고 잘 사는 비법은 단 하나다. 서로 다르다는 것을 인정하고 내게 없는 상대방만의 장점을 높이 여기며 살아가는 것이었다.

"우리가 젊어서는 일하랴 애들 돌보랴 정신없었고, 서로 성격이 안 맞는다며 불만도 많았는데…. 이렇게 평생을 살고 보니 이제는 식성도 같아지고 생활 사이클도 같아졌소."

오랜 결혼생활을 이어와 노후를 함께 맞는 부부라면 아마 모두 공감할 것이다. 그러니 매사에 삐걱거린다고 쉽사리 포기할 것이 아니라 살살 균형을 잡아가는 게 능사다. 몸의 균형도 마찬가지다. 기본적인 진리를 알면 위기가 와도 잘 넘어서게 된다. 평소에 몸의 균형을 소중하게 여기면 질병으로부터 평생 자유로울 수 있다.

건강하던 내 아내는 불행히도 10년 전, 위장 내시경 후 치료제가 없는 슈퍼 박테리아로 인한 패혈증으로 세상을 떠났다. 하지만 하나님의 섭리로, 35년 전 내 환자였고 10여 년간 우리 가족과도 절친하게 지내온 분의 아내와 재혼하게 되었다. 놀랍게도 그분은 외모와 성격까지도 닮아, 가끔은 착각할 정도다.

오스카 와일드는 '삶에는 2가지 비극이 있다'고 했다. 하나는 원하는 것을 얻지 못하는 비극이고, 다른 하나는 원하는 것을 얻는 비극이다. 이 말은 우리 몸의 질병에 대입해봐도 맞는 말인 것 같다. 너무 부족하거나 너무 많아서 호르몬의 불균형이 생기니까 말이다. 오해로 멀어진 관계와 잘못 간수해 아프게 된 몸은, 둘 다 회복하는 데 오랜 시간과 지극한 정성이 필요하다. 그래서 대화를 많이 나눠야 한다.

평생 암을 연구해왔지만, 암이 발생하고 성장하는 과정이 너무 복잡해서 막막할 때가 한두 번이 아니었다. '열 길 물속은 알아도 한 길 사람 속은 모른다'는 속담이 있는데, 암 역시 그렇다.

세포 밖에 증식인자가 있으면 이것이 세포막에 있는 수용체와 결합해 세포핵에 증식하라는 지령을 내린다. 만약 증식인자가 없으면 증식이 일어나지 않는다. 그런데 어떤 종류의 암세포는 수용체를 만드는 유전자가 잘못되어, 수용체와 증식인자가 결합하지 않았는데도 지령을 내보낸다. 이러한 현상은 마치 영생을 꿈꾸면서 무한히 많은 자손을 남기고 싶어 하는 인간의 욕망과도 닮아 있다.

우연히 세포핵이 지령을 내보내는 길목 하나를 찾아내 특정 유전자를 차단하면, 그다음엔 다른 비밀의 길목이 수십 개씩 열려 연구자를 나가떨어지게 한다. 세상에 이토록 복잡하고 지독한 병이 없다. 신은 왜 이렇게 인간의 몸을 복잡하게 만드셨을까? 동물실험에서 성공한 신약이 사람에게는 전혀 적용되지 않는 경우도 무수히 많다.

드물지만 아주 가끔 치료과정이 순탄해서 약물치료가 효과적인 암이 있다. 그렇다고 해서 약물로 모든 암을 정복하기를 꿈꾼다면 그것은 아직 딴 세상의 일이다. 그래서인지 내 주위를 보면 나를 포함해 암을 연구하는 사람 대부분이 종교를 갖고 있다. 알면 알수록, 그리고 연구를 하면 할수록 암이 신의 영역이라는 생각이 들기 때문이다.

그리스 철학자 플라톤은 '전체가 건강하지 않으면 부분은 절대 건강할 수 없다'는 말을 했다.

암치료에서 수술과 항암치료는 국소치료인데, 우리가 고민하는 것은 '전신병'으로서의 암이다. 당연히 기적이 일어나지 않는 이상 국소 부위만 다루는 것은 한계가 있다. 이것은 그동안의 연구를 통해서 확인한 바다. 특히 몸의 균형을 무너뜨려 암을 발생시키는 요인이 너무 많아서 암의 원인을 딱히 뭐라고 지적할 수가 없다.

호르몬을 예로 들면, 모든 사람에게는 남성호르몬과 여성호르몬이 함께 있다. 이 2가지가 균형을 이뤄야 한다. 여성호르몬이 너무 많으면 유방암이나 자궁암이 생긴다. 반면에 남성호르몬이 너무 많으면 전립선암이 생긴다. 그래서 우리 몸 안의 균형이 깨지지 않도록 하는 것이 중요하다.

요즘은 남성들의 비아그라 복용이 늘어나면서 전립선암 발병이 늘어나고 있다. 테스토스테론의 과잉이 문제다. 또한 결혼 적령기의 여성들이 결혼을 기피하고 사회에 진출하면서 피임약과 호르몬제의 복용이 늘었다. 늦은 나이에 결혼을 해도 임신과 출산을 하지 않으니 에스트로겐이 몸에 축적되어 전 세계 여성들에게서 유방암, 난소암, 자궁암이 증가하고 있다. 남녀 모두 호르몬을 제대로 다루지 못해서 질병을 가까이 두고 산다.

사실 우리 몸에는 우리가 모르는 좋은 물질과 나쁜 물질이 많이 나온다. 예를 들어 스트레스를 많이 받으면 스트레스 유전자가 세포를 교란시킨다. 세포의 종양화를 유도하는 유전자인 암유전자 Oncogene는 말 그대로 암을 일으키는 나쁜 유전자다. 반대로 '암을 억제하는 유전인자 Tumor Suppresor Gene' 역시 우리 몸에 함께 있다. 이처럼 우리 몸은 스스로 균형을 맞추기 위해 자가 발전기를 돌리며 조율에 힘쓴다.

'분수에 맞게 살라'는 옛말은 과학적인 근거가 있는 말이다. 무엇이든 지나치면 문제가 생긴다. 소박하고 담백한 생활을 하면 나쁜 유전자의 기능도 떨어진다. 그러니 과하게 욕심을 부리지 않고 평정심을 가지고 일상을 대하면 몸이 크게 나빠질 일이 없다. 명상을 통해 절제하는 삶을 사는 사람들은 면역력이 강하다. 한 번쯤 새겨볼 필요가 있다.

암의 특징은
전 세계 인구의 숫자만큼
다양하다

우리의 몸은 참으로 정교하게 만들어져 있다. 마치 신이 마술을 부린 것처럼 말이다. 인간의 세포 속에는 염색체라는 것이 있는데, 그 안에 DNA 가닥이 있다. 거기에 들어 있는 3만 개의 유전인자가 유전정보의 매개체로 작용한다. 이 유전인자 안에 아미노에스드Aminoasd라는 이중구조로 된 나선이 무려 30억 개나 쌍을 이루고 있고, 사람마다 이 염기의 배열이 다르다. 이 배열에 따라 사람의 성격은 물론이고 몸 안에서 벌어지는 화학반응이 달라지는 것이다. 그래서 세상에는 나와 똑같은 사람이 절대로 있을 수 없다. 상대방을 나와 똑같은 모습으로 바꿀 수도 없다. 처음부터 다른 구조로 만들어져 있기 때문이다.

신약을 개발할 때 주로 실험용 쥐를 많이 사용하는데, 마찬가지로 사람의 유전자와 구조가 비슷한 회충이나 초파리도 실험에 자주 이용된다. 하지만 아무리 사람의 유전자와 구조가 비슷하다 해도 대체용으로 사용될 수는 없다. 일단 수명이 다르기 때문이다.

여담이지만, 간혹 언론에서 '국내 최초로 기적의 암치료법 연구에 성공했다'와 같은 기사를 본 적이 있을 것이다. 이 말은 대부분이 거짓이다. 인간의 조직과 다른 동물실험에서 얻은 결과이기 때문이다. 따라서 이런 말을 맹신하면 안 된다. 우리 몸은 매우 복잡한 기전으로 연결되어 있어서 밸런스가 중요하다. 동물실험이라든가 실험실 환경에서 하는 실험은 우리 몸속의 환경을 무시한 것이다. 의사로서의 소명의식을 가진 사람은 '국내 최초', '세계 최초' 같은 말에 연연하지 않는다. 생명을 살리는 일에만 초점을 맞추기 때문에 부수적으로 따라오는 것들에 집착하거나 탐닉하지 않는다. 무엇이 중요한지를 잘 알기 때문이다.

나는 적자생존의 법칙에 적응하기 위해 사람이 변화한다는 진화론을 믿지만, 더불어 창조론도 믿는다. 내가 중요하게 여기는 부분은 개개인이 모두 다른 특성을 가지고 태어났다는 점이다. 그래서 한 사람의 생명은 무척 큰 가치를 지닌다. 우리는 누구도 다른 사람으로는 대체할 수 없는 세상에 단 하나뿐인 고유한 존재다. 자신이 이처럼 귀한 존재라는 사실을 안다면, 무엇을 하든 자존감을 잃지 않을 수 있다. 자존감이 강한 사람은 질병에 걸려도 잘 낫는다. 병을 낫게 하는 요소 중 80%는 환자 자신의 치유능력이라고 앞에서도 이야기했다.

우리 몸의 DNA는 쉽게 말해 한 그루의 나무와 같다. 이 나무에서 단백질이 만들어지고, 이 나무가 모여 단백질의 숲을 이룬다. 이 단백질 안에는 신체에 관한 중요한 정보가 모두 들어 있다. DNA 하나하나는 고정되어 있지만 단백질이 만들어지면서 역동성이 생겨 스스로 변화를 일으킨다.

'단백질체학'이라는 학문이 있다. 생체 내 모든 단백질의 존재와 기능을 분석하는 학문으로, 보다 구체적으로 말하면 세포, 조직, 기관, 그리고 전체 유기체에 존재하는 모든 단백질, 즉 단백질체proteome를 연구하고, 유전정보의 발현 결과물과 그 기능 및 상호작용을 분석하는 분야다.

단백질체학은 특정 환경이나 조건에서 유전자의 명령에 따라 생성된 단백질의 기능을 연구하며, 단백질의 이상 여부 및 구조변형 가능성을 살펴 질병의 진행 과정을 추적하는 데 활용된다. 또한 특정 물질이 한 개인의 신체에서 어떤 생리적 변화를 일으키는지를 연구하여 질병 치료 및 신약 개발에도 기여한다.

지금껏 우리가 병을 제대로 치료하지 못한 이유는, 국소적인 현상 한 가지만 보고 균이 들어오면 균만 없애려고 해서다. 즉, 암이 생기면 암이 분열하고 증식하는 부분만 없애려고 해왔다. 몸속의 생물학적 현상을 잘 파악해야 하는데 병든 나무 한 그루만 뽑고 나면 망가진 숲이 다시 풍성해질 거라고 착각한 것이다.

유전적인 부분을 연구하다 보면 나라마다, 세대마다 개체도 모두 다르다는 것을 알 수 있다. 특히 인종마다 그 차이가 두드러지는데 한국인 역시 인종 특유의 특징이 있다. 예를 들어 우리나라 사람들이 제일 자주 하는 말이 "빨리, 빨리!"다. 하지만 서양 사람들은 이 말을 즐겨 하지 않는다. 우리는 그네들과 정서 자체가 다르다. 서로 다른 토양과 역사, 문화를 지닌 만큼 감정적으로도 다른 성질을 가졌다. 그러니 우리가 자체적으로 한국인의 유전적 요소에 대한 연구를 활발히 진행해야 한다. 그래야 한국인의 몸에 맞는 치료법을 개발할 수 있기 때문이다.

옛날에는 단순히 사람의 체질만을 판단해 병을 진료했다면, 이제는 그 방법만 가지고는 병을 다스리기 어렵다. 세상이 복잡해진 만큼 병도 복잡하게 진화해왔다. 그래서 현대의학은 몸 전체에 영향을 미치는 여러 원인에 주목하고 근본적인 치유책을 찾기 위해 부단히 연구하고 있다.

하루는 공원에서 산책하고 있는데, 옆에 가던 한 임산부의 상태가 좋지 않아 보였다. 몸이 심하게 부어 있는 것이 임신중독증 같았다. 얼굴에 핏기가 하나도 없기에 빨리 병원에 가보라고 권했다. 임산부의 체중이 과도하게 늘면 태아가 나중에 당뇨병에 걸릴 가능성이 높다. 또 저체중으로 태어나면 심장병이 생길 가능성이 높고, 임산부가 흡연이나 음주를 하면 태아가 기형이 될 가능성이 높아진다. 이처럼 태중 환경은 무척 중요한데, 자궁의 내부와 외부 환경에 영향을 받고 유전자가 변형을 일으키기 때문에 그렇다.

우리 몸에 있는 세포는 계속 변형되고 재생된다. 이는 사람마다 다른데 어떤 사람은 더 잘 변형되고 어떤 사람은 덜 변형된다. 이것을 누가 컨트롤하는지는 아무도 모른다. 나는 이런 부분을 '신이 창조한 신비'라고 여긴다. 그래서 일률적인 진화론만 가지고는 신체의 비밀을 모두 파헤칠 수 없다는 것이다.

여러 연구자들이 수십 년 동안 연구를 거듭하여 내린 결론은, 전 세계 인구 중 단 한 명도 다른 사람과 똑같은 유전인자를 가질 수 없다는 사실이다. 그러므로 병도 똑같을 수 없다. 전 세계 인구의 숫자만큼 암의 특징이 다양하다고 생각하면 된다. 같은 암이라도 사람에 따라 다르게 나타나고, 약에 대한 반응에도 차이가 있다. 이처럼 인체는 과학으로 모두 풀 수 없는 놀랍고도 신비로운 결정체다.

암보다 무서운
알츠하이머와 혈관성 질환

엠디 앤더슨 암센터가 암 연구에 투자하는 비용은 연간 6,000억 원이 넘는다. 자타공인 암 연구의 최전선으로 단일 연구 기관으로서는 세계에서 가장 많은 돈을 암 연구에 투자하는 곳이다. 그곳에서 나는 '암 이야기'라는 제목의 강연을 종종 했는데, 의사들뿐 아니라 환자와 환자 가족들도 많이 와서 듣곤 했다. 자신과 가족의 건강을 염려하는 이들은 내 말을 한마디도 빠뜨리지 않겠다는 듯이 무척 주의 깊게 경청해서 듣는다.

한국의 사정도 미국과 별반 다르지 않다. 한국에 올 때마다 일반인을 대상으로 강연을 하는데, 강연장에 가보면 우리나라에도 암환자가 얼마나 많은지, 그리고 사람들이 가진 암에 대한 두려움이 얼마나 큰지를 생생하게 느낄 수 있다. 현재 암환자가 아닌 사람들도 강의를 듣고 미리 알아두고 예방하려고 내 말 한 마디 한 마디에 귀를 쫑긋 세운다.

"여러분, 담배 좋아하세요? 혹시 치킨이나 핫도그같이 기름에 튀긴 음식은요? 기름 냄새가 고소한 삼겹살 구이는 어떠세요? 제가 퀴즈를 하나 낼게요. 암환자한테 담배가 더 나쁠까요? 삼겹살이 더 나쁠까요?"

청중 대부분이 아주 궁금하다는 표정들이다.

"동물성 기름에 튀긴 음식과 육류가 담배보다 더 해롭습니다."

내 말에 다들 눈이 휘둥그레진다. 서민들의 애환을 풀어주는 소주와 삼겹살이 담배보다 더 해롭다고? 돼지 사육 농가나 한돈협회에서 들으면 서운하겠지만, 삼겹살을 자주 그리고 많이 먹으면 몸에 좋지 않다. 물론 건강한 20대 청년이라면 동물성 기름을 많이 먹어도 분해 효소가 왕성하게 분비돼서 별 문제가 없다. 그런데 40대부터는 상황이 달라진다. 동물성 기름을 소화하는 효소가 적게 나오기 때문이다. 그래서 몸에 들어간 기름이 몸 안에 차곡차곡 쌓인다.

그런데 이상한 점이 하나 있다. 서양인들은 동물성 기름을 먹으면 피부 아래에 피하지방으로 쌓이는데, 반면 동양인은 내장지방이 되어 몸속에 차곡차곡 쌓인다. 그러니 '겉으로 보기에 나는 평균 체격이니까 얼마든지 먹어도 된다'는 생각은 매우 위험한 착각이다. 내장비만이 훨씬 더 무섭기 때문이다.

나이가 들면 들수록 혈관의 탄력성이 떨어지고 혈관에 콜레스테롤이 쌓인다. 혈관 벽에 기름이 낀다는 뜻이다. 혈관 안에 들러붙어 있던 기름 덩어리는 어느 순간 뚝 떨어진다. 그리고 몸 안을 돌아다니다가 가느다란 모세혈관에 가서 다시 달라붙는다. 일부러 찾아간다기보다는 어쩌다 보니 좁은 혈관에 끼어서 통과하지 못하는 것이다. 기름 덩어리는 곧 염증의 원인인데, 이것이 뇌혈관에 가서 들러붙으면 중풍이나 알츠하이머병이 온다. 그리고 간에 가서 붙으면 지방간이나 간암이 된다. 췌장에 붙으면 당뇨병이 생긴다. 그러니 이것이 얼마나 무서운 것인가? 이제까지 나는 수많은 강연에서 이 부분을 여러 차례 강조하며 알려왔다.

"선생님, 그럼 모든 고기가 안 좋은가요?"

그것은 아니다. 고기도 적당히 섭취하면 몸에 좋은 보약이 된다. 문제는 언제나 '지나치게 많이 먹는다'는 데 있다. 우리나라 직장인들은 회식이나 접대를 참 자주 한다. 그런 자리에는 꼭 술과 고기가 빠지지 않는다. 술자리가 잦다 보니 고기 섭취량도 는다. 그뿐인가? '가족 외식'이라고 하면 모두 고깃집으로 몰려간다. 고기를 먹어야 음식을 잘 먹은 것 같다는 생각들을 여전히 하는 것 같다.

돼지고기, 쇠고기만 집중적으로 먹는 것은 몸에 해롭다. 나는 고기를 먹으려거든 오리고기를 먹으라고 권한다. 암환자에게도 오리고기를 조금씩 꼭꼭 씹어 먹으라고 권한다. 앞에서 여러 번 말했지만, 암환자는 잘 먹고 힘을 내야 치료를 견디고 병을 이길 수 있기 때문이다.

남녀 불문하고 40대가 되면 나잇살이 붙는다고 호소하는 사람들이 많다. 결혼을 했든 안 했든, 아이를 낳았든 안 낳았든 상관없이 말이다. 앞에서 말했듯이 나이가 들면 몸에서 지방을 분해하는 효소가 적게 나오기 때문이다. 어디 그뿐인가? 인슐린도 적게 나온다. 그래서 전반적으로 나이 들수록 소식小食을 해야 한다. 몸은 40대인데 20대 때 먹던 습관대로 먹으면 곤란하다. 나도 한창때는 일에 파묻혀 식사시간을 놓치면 한꺼번에 두 끼를 몰아서 먹을 때도 있었다. 하지만 이제는 제시간에 규칙적으로 먹고, 식사량을 체크해서 줄이고 있다.

내 생각에 암보다 더 무서운 병이 바로 혈관성 질환이다. 최악의 암인 경우라도 암은 진단 후 1년 안에 사망하고 끝이다. 그런데 치매나 중풍 같은 혈관성 질환은 10~20년씩 투병하며 본인은 물론이고 가족들까지 힘들게 한다. 그렇다면 암과 혈관성 질환은 어떤 관련이 있을까? 결론부터 말하면, 혈관성 질환을 예방하다 보면 암까지 예방된다.

하루는 재미교포 P가 멀리서 우리 집까지 찾아왔다. P는 지인의 소개로 나에게 이메일을 보냈다. '마음이 너무 답답해서 그러니, 차 한 잔만 같이 나눌 수 있으신지요?' 하고 묻는 조심스러운 메일이었다. 나는 흔쾌히 그러자고 답변을 보냈다. 지인으로부터 미리 귀띔을 받은 터라 P의 어려운 사정을 잘 알고 있었다. P는 수년째 치매에 걸린 노모를 보살피고 있었다.

"선생님, 안녕하세요. 이렇게 유명한 분을 직접 뵙게 되어 영광입니다."

P는 첫인상부터 매우 예의 바르고 단정한 사람이었다. 이렇게 깔끔한 성격이라면 어머니 또한 지극정성으로 돌볼 것 같았다. P는 사랑하는 어머니를 치매에 걸렸다는 이유로 요양원으로 보낼 수는 없다고 했다. 그의 지극한 효심이야 박수쳐줄 만한 것이지만, 그로 인해 다른 가족들이 감내해야 할 고통은 상당했다. 특히 P의 아내는 24시간 시어머니를 모시고 살아야 하니 매우 힘든 나날을 보내고 있을 게 뻔했다.

치매에 걸리면 최근에 있었던 일의 기억이 사라지고 옛날 것만 선명하게 떠오른다. 내가 본 대다수의 재미교포들은 치매에 걸리면 영어를 잃어버려 기본적인 생활조차 어렵게 되었다. 실제로 평생 미국에서 유명 대학의 교수로 활동하던 한 재미교포 학자도 제일 먼저 영어를 잃어버렸다. 참 묘한 일이다. 고故 레이건 미국 전 대통령 역시 대통령 시절은 까맣게 잊고 배우 시절만 생각하다 죽었다고 하니, 사람에게는 자신이 가장 행복했던 어느 한때로 돌아가고 싶은 욕망이 있는 것 같다.

이런 상황에서 효심 지극한 아들이 사랑하는 어머니를 홀로 요양원에 맡긴다는 것은 심정적으로 매우 어려울 것이다. 나는 그의 이야기를 끝까지 들어주고 마음을 다독인 다음, 차후에 한번 더 만나자는 약속을 하고 헤어졌다.

이처럼 주위에 치매로 인한 안타까운 사연이 적지 않다. 암보다 더 무서울 수 있는 병이 치매다. 이제 치매 예방에 신경 쓰는 것은 현대인들에게 필수 요소가 되고 있다.

 치매 예방과 암 예방은 맥락이 비슷하다. 치매를 잘 예방하면 암도 예방할 수 있으니 노인성 치매에 좋다는 식품을 잘 챙겨 먹고 운동을 게을리하지 말아야 할 것이다. 무엇보다 규칙적인 생활이 건강에 가장 좋다는 단순한 진리를 잘 믿고 따르는 것이 중요하다.

이메일이 하루에
2,000통씩 쏟아지는 이유

나는 매일 새벽 4시 반에 일어나 밤 12시쯤 잠자리에 든다. 특별한 일이 없는 한 규칙적인 생활패턴을 유지하는 편이다. 일주일에 이틀이나 사흘은 캘리포니아대학과 병원으로 가서 강의를 한다. 강의가 없는 날에는 다른 교수들의 강의를 듣거나 아내와 운동을 하러 나간다. 저녁 식사를 하고 나서는 산책을 하고, 이메일은 아침과 밤에 두 번 체크한다. 환자들이 이메일로 보낸 질문에는 하나하나 빠짐없이 답장을 써 보낸다.

그중에서 하루도 빼놓지 않고 하는 일이 하나 있다. 바로 논문을 검토하는 일이다. 나는 매일 영상학 글로벌 잡지 〈커런트 메디컬 이미징 Current Medical Imaging〉에 실을 최신 논문을 검토하고 교정본다. 그리고 핵의학 글로벌 잡지 〈저널 오브 뉴클리어 메디신 Journal of

Nuclear Medicine〉의 편집인 자격으로 새로 출간된 관련 서적을 읽고 평가한다.

일주일에 2~3일 정도는 전화로 환자들과 상담을 하는데, 이 일에도 시간이 상당히 많이 걸린다. 10년 넘게 신문과 방송을 통해 '암과 건강'이라는 제목으로 강의를 해온 덕분에 환자들과 소통하는 시간이 많아졌다. 전 세계에 있는 재외동포들에게도 암과 관련된 질문을 많이 받는다. 사실 직접 만난 적도 없고, 얼굴을 볼 수도 없는 환자에 관해서 조언을 하는 일이 모순 같지만, 환자나 환자 가족들과 함께 아픔과 고통을 나누고 그들에게 기적이 일어나길 바라는 마음에서 하는 일이다. 절박한 사람들에게 나의 위로가 조금이나마 힘이 된다면 그게 어디인가 싶다. 앞에서도 말했지만, 나는 틈틈이 취미 삼아 그림을 그리고 색소폰을 연주하기도 한다.

이렇게 시간을 아껴 쓰는 나에게 어느 날, 무척 골치 아픈 일이 벌어졌다. 하루에 2,000통의 이메일이 쏟아져 들어오기 시작한 것이다. 한국에서 했던 '암 이야기' 강연을 병원의 한 직원이 영어 자막을 넣어 페이스북과 유튜브 사이트에 올리고 시작된 전쟁이다. 그 2,000통의 사연인즉 이렇다.

"당신에게 정말 실망했다. 세계적인 암전문의가 개고기를 말하다니. 그리고 한국 사람들은 우수한 민족으로 알고 있는데 그런 야만인 일 줄이야."

매일 쏟아지는 2,000통의 이메일 속에는 "지구를 떠나라."는 둥 차

PART 2 작은 습관만 바꿔도 암을 예방하고 치유할 수 있다   187

마 입에 담을 수도 없는 별별 소리가 다 들어 있었다. 전 세계 애견운동가, 지구사랑연대, 동물협회는 물론이고 개인 애견가들에게서 온 것들이다. 하지만 나는 내 의견이 틀리지 않다고 생각하기 때문에 크게 상심하거나 실망하지 않는다. 그런데 문제는 매일 그 많은 이메일을 지우는 데 4~6시간이 걸린다는 사실이다. 시간이 아까워 번번이 한숨이 나왔다.

그중 한두 통은 개고기의 효능을 과학적으로 검증해 보이면 연구비를 아낌없이 지원하겠다는 내용도 있었다. 한국의 개고기 식당 사장이 보낸 것이 분명하다. 지금도 인터넷에서 내 이름을 검색하면 '김의신 개고기'가 자동검색어로 뜬다. 하지만 나는 여전히 암환자들에게 개고기가 필요하다는 신념을 가지고 있고, 그 신념은 흔들리지 않는다.

개고기는 단백질 성분이 풍부해서 기력이 없는 암환자들에게 에너지를 채워준다. 사실 쇠고기도 개고기에 비하면 기름이 많고 먹다 보면 금방 질려서 오래 먹을 수가 없다. 또한 돼지고기는 앞에서 말한 것처럼 몸에 쌓이는 포화지방산이 많아서 암환자에게 적합하지 않다. 그나마 개고기는 여러 증언을 취합하고 직접 먹어본 바에 의하면 효과가 좋았다.

어떤 문제에 접근할 때 감정적으로 접근하면 문제를 제대로 해결할 수 없다. 나는 개고기가 암환자에게 도움이 되기 때문에 추천한 것이지, 취미로 살생하라는 얘기를 한 것이 아니었다. 문화적인 입장 차이 역시 간과할 수 없는 문제다. 인도 사람은 쇠고기 먹는 사람을

야만인이라고 생각하고, 프랑스 사람들은 원숭이 요리를 먹으면서도 개고기 먹는 암환자들을 나무란다.

나는 독한 약을 견디지 못해서 치료를 제대로 받지 못하는 안타까운 환자들을 많이 만났다. 그런 환자들에게 그렇게 해서라도 기력을 보충해줄 수 있다면 나는 개고기를 먹으라고 추천할 것이다. 만약 독자 여러분의 부모나 형제가 체력이 떨어져 암치료를 못 받는 상황이라면 어떻게 하겠는가? 금송아지가 약효가 좋다고 하면 그것이라도 잡아서 먹이고 싶은 것이 환자 가족들의 마음이다.

환자들이 처한 상황을 제대로 보지 않고, 무조건 삐딱한 자세로 자신의 견해가 옳다고 주장하는 데는 문제가 있다. 나 또한 한국과 미국을 오가며, 때로는 전 세계를 다니면서 의술활동을 펼친 사람이다. 문화적인 차이에 따라 얼마나 많은 오해와 편견이 발생할 수 있는지 잘 안다. 어쩌면 이번 개고기 사건만 해도 이런 불필요한 오해 때문에 발생한 일이다. 하지만 의사로서의 내 소신을 사람들의 인신공격 때문에 마지못해 꺾을 수는 없는 일이다.

환자에게 도움이 되는 일이라면 때로 불필요한 오해를 받더라도 설명을 해주어야 한다. 나 또한 동물을 좋아하고 사랑하지만 내 눈에는 아픈 환자가 먼저 보인다. 그것은 어쩔 수 없는 내 직업의식이며 소명의식이다. 암 예방법에 대해 다시 한번 정리해보겠다.

1. 가족력에 암이 있는 사람은 그 암에 대해 철저히 공부하고 해당 암에 대한 정기검진을 자주 한다.

2. 동물성 기름과 흰쌀밥 섭취를 피한다. 카레에 담긴 커큐민 성분은 항암효과가 크다. 고기는 기름이 적은 개고기나 오리고기가 좋다.
3. 40대 이후에는 몸에서 여러 분해효소와 인슐린 등이 적게 나오므로 소식해야 한다.
4. 적당한 운동을 꾸준히 한다. 심장에 무리를 주지 않는 걷기 운동이 좋다.
5. 마음을 편하게 갖는다. 죽고 사는 문제를 넘어서야 할 때 종교가 도움이 된다.
6. 하던 일(직업)을 쉬지 않는 것도 예방과 치료에 도움이 된다.
7. 음악을 듣거나 마음이 평온해지는 취미생활을 가져보는 것도 좋다.
8. 물을 많이 마셔라. 독소가 원활하게 배출된다.
9. 좋은 친구를 만들고 커뮤니티 활동을 하며 사람들과 어울려라.
10. 경험이 풍부한 전문가의 의견에 귀를 기울여라.

우리의 몸은
어떻게 작동하는가

우리의 몸은 물(70~80%)과 23개의 원소로 구성되어 있다. 이 중 99%는 탄소, 수소, 산소, 질소, 칼슘, 인, 나트륨, 염소로 이루어져 있다. 인간은 흙에서 창조되었다고 표현되듯이, 육체는 결국 80여 년의 생을 마치고 다시 흙으로 돌아갈 수밖에 없다. 살과 피, 신경, 섬유소 등으로 구성된 신체는 분해되어 자연으로 환원된다. 반면 인간의 정신적 요소인 혼魂—즉, 지知, 정情, 의意로 이루어진 마음—은 물리적인 육체와 함께 사라지지만, 크리스천들은 영靈은 인체를 떠나 영원한 생명의 나라로 돌아간다고 믿는다.

인간의 지知를 담당하는 대뇌에는 약 1,000억 개의 신경세포가 존재하며, 각 신경세포는 최대 1만 개의 다른 신경세포와 연결되어 있다. 이러한 복잡한 신경망을 통해 인간은 기억을 저장하고 재생하며,

상상하고, 이성적으로 사고하고 판단한다. 감정情을 담당하는 대뇌 변연계는 본능적 감성을 대뇌와 연결하여 고차원적 감성을 조절하며, 해마와 편도체가 있어 분노, 공포, 그리고 단기기억 형성에 관여한다. 또한 의意와 의지는 뇌 중앙의 시상과 시상하부에서 조절되며, 이곳에서 분비되는 다양한 호르몬이 인간의 동기부여와 욕구형성에 중요한 역할을 한다.

우리의 몸은 단순한 생명체가 아니라 수십조 개의 세포가 정밀하게 조율된 하나의 작은 우주와도 같다. 인간이 가진 지, 정, 의는 이러한 신체의 생물학적 기초 위에서 작동하며, 생명과 정신의 경이로운 조화를 이룬다. 이러한 원리를 이해하고 연구하는 것은 인간이 어떻게 살아가야 하는지, 그리고 어떻게 더 건강하고 의미 있는 삶을 유지할 수 있는지에 대한 답을 찾는 과정이 될 것이다.

인체의 중심에는 유전정보를 저장하고 조절하는 DNA가 존재한다. 인간의 모든 생명 활동은 DNA의 정보에 따라 조절되며, 이 DNA는 약 30억 개의 염기쌍으로 구성된 거대한 정보 저장소다. DNA는 아데닌(A), 티민(T), 구아닌(G), 시토신(C) 4가지 염기로 이루어져 있으며, 전사 transcription 과정을 통해 RNA로 변환된 후, 번역 translation 과정을 거쳐 우리 몸에 필요한 효소, 호르몬, 단백질 등을 합성하는 데 활용된다.

우리 몸이 건강을 유지하려면 여러 생리적 조절 시스템이 균형을 이루어야 한다. 예를 들어 암을 유발하는 유전자와 이를 억제하는 종양억제유전자(TSG, Tumor Suppressor Gene), 식욕을 촉진하는 호르몬 그렐린과 억제하는 호르몬 렙틴 Leptin, 남성호르몬과 여성호르몬, 교감신경과 부교감신경 등이 균형을 이루면서 항상성을 유지한다. 즉, 우리 몸에는 좋은 것을 촉진하는 요소와 나쁜 것을 억제하는 요소가 공존하며 이들이 조화를 이루어야 건강한 상태를 유지할 수 있다.

그러나 불균형이 발생하여 나쁜 요소가 증가하거나 좋은 요소가 감소하면, 혹은 호르몬과 같은 조절물질들이 과다하거나 부족해질 경우 장기의 구조나 기능에 이상이 생겨 다양한 질병이 발생할 수 있다. 특히 스트레스는 이러한 균형을 깨뜨리는 대표적인 요인 중 하나로, 만성염증을 유발하여 각종 질환의 발병 가능성을 높인다. 스트레스로 인해 면역체계가 약화되거나, 신경전달물질의 균형이 무너질 경우 우울증, 고혈압, 당뇨, 심혈관 질환과 같은 만성질환으로 이어질 수 있다.

같은 질병이라도 사람마다 DNA 염기서열이 다르기 때문에 치료 반응이 다르게 나타난다. 이러한 이유로 일률적인 치료가 어려운 경우가 많으며, 경험이 풍부한 전문의조차도 개별 환자의 치료효과를 정확히 예측하는 것은 쉽지 않다. 치료가 더욱 어려운 또 다른 이유는 세균, 바이러스, 암세포 등의 생명체가 생존을 위해 끊임없이 변이를 일으키기 때문이다. 이처럼 환경과 유전적 요인에 따라 달라지는 질병의 특성은 만성질환과 감염병의 치료를 더욱 어렵게 만든다.

전 세계적으로 인간의 수명이 연장됨에 따라 만성질환이 급증하고 있으며, 인간의 활동으로 인해 변이된 세균과 바이러스가 새롭게 등장하면서 감염병의 위협도 점점 커지고 있다. 지난 수십 년 동안 엄청난 자금과 연구 노력이 투입되었음에도 불구하고, 여전히 많은 만성질환의 근본 원인과 발병 기전이 완전히 밝혀지지 않아 치료법이 획기적으로 개선되지 못하고 있는 현실은 아쉬운 점이다.

고대부터 장수와 건강을 유지하는 사람들의 특징을 살펴보면, 신체적인 건강뿐만 아니라 깊이 있는 사고와 정신적 평온이 중요한 역할을 했음을 알 수 있다. 최초로 중국을 통일한 진시황제는 당시 평균수명이 20~25세였음에도 불구하고 49세까지 살았고, 공자(73세), 맹자(82세), 순자(60세) 등 깊은 사유를 했던 유교 사상가들은 심신의 균형을 유지하며 더욱 장수한 것으로 기록되어 있다.

현대에도 이러한 사례는 많다. 남아프리카공화국의 전 대통령 넬슨 만델라는 27년간 감옥 생활을 했음에도 불구하고, 삶에 대한 감사와 긍정적인 태도를 유지하며 건강을 유지할 수 있었다고 고백했다. 영국의 물리학자 스티븐 호킹은 루게릭병 진단을 받고도 76세까지 생존했으며, 그의 삶의 원동력으로 매일 아침 리하르트 바그너의 음악을 들으며 깊은 묵상을 했다는 점을 강조했다.

이러한 심리적 요소가 건강에 미치는 영향은 과학적으로도 입증되고 있다. 묵상을 자주 하는 사람들은 그렇지 않은 사람들보다 심혈관 질환 발병률이 30% 낮고, 암 발생률이 49% 낮다는 연구결과가 있다. 또한 묵상은 염증을 줄이고, 장 건강을 증진하며, 뇌의 연결성을 강화해 치매 발병 속도를 늦춘다. 연구에 따르면, 묵상을 실천하는 50세 사람의 뇌는 일반적인 대조군보다 7.5세 더 젊은 상태를 유지하며, 스트레스 호르몬 수치를 낮추고 텔로미어 길이를 보호하는 역할을 한다.

우리의 몸은 수십조 개의 세포로 이루어진 정교한 시스템이며, 유전자, 호르몬, 신경망이 균형을 이루며 작동한다. 그러나 인간은 단순한 물질적 존재가 아니라, 정신과 감정, 의지가 신체와 상호작용하며 건강과 삶의 질을 결정한다.

현대 과학이 생명 시스템을 깊이 탐구하고 있지만, 여전히 인간이 어떻게 더 건강하고 의미 있는 삶을 유지할 수 있을지는 끊임없이 연구되고 있다. 신체적 균형뿐만 아니라 내면의 조화를 이루는 것이야말로 건강한 삶의 핵심이다. 우리의 몸을 이해하는 것이야말로 더 나은 삶으로 가는 첫걸음이 될 것이다.

뇌가 젊은
사람들의 특징

인간의 생애는 성장과 퇴화의 과정으로 나뉜다. 대략 29세까지는 세포증식이 활발하게 이루어지는 성장기이며, 이후 40세부터는 몸에서 생성되는 각종 효소와 호르몬의 분비량이 점차 감소하면서 노화가 본격적으로 진행된다.

특히 뇌신경세포의 감소는 인지기능과 판단력 저하의 주요 원인이 된다. 인간의 뇌에는 약 1,000억 개의 신경세포가 존재하는데, 하루에 약 10만 개의 신경세포가 사멸하고 재생된다. 그러나 60세 이후부터는 신경세포의 재생능력이 10% 이상 감소하며, 70세 이후에는 인지기능이 저하되고 성격이 변하는 등 다양한 신경학적 변화가 나타날 수 있다.

나이에 비해 얼굴이 젊어 보이는 사람을 동안 童顔이라 부르듯, 뇌

연령에도 개인차가 존재한다. 스웨덴 카롤린스카 연구팀은 70세 성인 739명의 뇌 MRI 데이터를 분석하여 뇌 나이에 영향을 미치는 2가지 주요 요인을 발표했다. 첫 번째는 규칙적인 운동, 두 번째는 혈당 수치의 안정적 유지다. 반대로 뇌 노화를 가속화하는 요인으로는 당뇨병, 만성염증, 뇌졸중, 뇌 소혈관 질환 등이 꼽혔다. 연구팀은 당뇨와 염증이 혈관 건강을 악화시키며, 이는 결국 뇌 노화에도 영향을 미친다고 밝혔다.

연구팀은 앞으로 뇌 건강과 회복력에 영향을 미치는 다양한 요인을 추가로 조사할 예정이다. 여기에는 사회적 교류, 수면, 스트레스, 음주, 흡연, 학습 및 새로운 기술 습득, 일과 삶의 균형, 비만, 우울증, 청력, 대기오염, 소음, 공해와 같은 주거 환경 등이 포함된다.

이때 항산화 식품을 섭취하거나 맨발로 황토를 밟는 것은 활성산소를 중화하여 건강에 도움이 될 수 있다. 활성산소는 정상적인 신진대사 과정에서 자연적으로 생성되지만, 과도하게 축적되면 세포손상을 유발하여 노화와 질병의 원인이 될 수 있다. 항산화제는 활성산소를 중화하여 세포를 보호하는 물질이며, 크게 2가지로 나뉜다.

첫째, 내인성 항산화제 Endogenous Antioxidants는 우리 몸이 자체적으로 생성하는 물질로, 대표적으로 글루타티온과 항산화 효소(SOD, 카탈라아제 등)가 있다.

둘째, 외인성 항산화제 Exogenous Antioxidants는 음식으로 섭취하는 물질로, 대표적으로 비타민 C, E, 카로티노이드 Carotinoids, 폴리페놀이 있다.

항산화제가 풍부하여 뇌 건강과 기억력을 증진하는 데 도움이 되는 음식은 다음과 같은 것들이 있다.

1. 오렌지, 석류, 키위 등 다양한 색상의 과일에는 산화 스트레스를 억제하는 비타민 C가 풍부하다.
2. 브로콜리, 시금치, 아몬드, 해바라기씨, 올리브오일 등에는 인지 저하를 예방하는 비타민 E가 많다.
3. 연어, 참치, 정어리 등 지방이 많은 생선은 오메가-3 지방산이 많아 기억력 유지에 도움이 된다.
4. 달걀은 콜린 Choline이 풍부하여 뇌 기능을 유지하고 발달시키는 데 도움이 된다.
5. 당근, 토마토, 고구마, 망고, 호박, 적색·주황색 파프리카, 케일에는 카로티노이드가 많다.
6. 블루베리는 폴리페놀과 안토시아닌이 풍부해 기억력과 인지능력을 향상시킨다.
7. 다크초콜릿은 카페인, 플라보노이드, 항산화 성분이 풍부하여 집중력을 높인다.
8. 녹차는 카테킨과 폴리페놀이 풍부하여 하루 1~2잔 마시면 집중력 향상과 신경보호 기능이 있다.

팁으로 항산화 성분은 고온에서 조리하면 손실될 수 있으므로 너무 오래 가열하지 않는 것이 좋다. 폴리페놀은 외부에서 섭취하는 대표적인 항산화제로, 식물이 자연적으로 생성하는 생리활성 물질이다. 현재까지 8,000종 이상의 폴리페놀이 발견되었으며, 강력한 항산화 및 항염 효과를 가진다. 안토시아닌과 후코이단 성분을 결합해 흡수율을 높인 셀메드의 '시아플렉스(Cyaplex)' 제품은 항노화, 항우울, 항염증, 항암 예방과 치료에 효과적으로 활용될 수 있다. 또한 김, 다시마 등 해조류, 특히 감태에는 폴리페놀과 플라보노이드가 풍부하게 함유되어 있어 염증과 암의 예방 및 치료에 효과가 있다.

항산화제는 활성산소를 중화하는 역할을 하지만, 항암치료 중에는 주의해야 한다. 항암치료(화학요법, 방사선치료)는 활성산소를 이용해 암세포를 공격하는 기전을 포함하고 있기 때문에, 항산화제가 암세포를 보호할 가능성이 있어 치료 중에는 섭취를 피하는 것이 권장된다. 과도한 항산화제 섭취는 오히려 부작용을 초래할 수 있으므로 적절한 균형을 유지하는 것이 핵심이다.

최근 연구에 따르면, 폴리페놀과 장내 미생물의 상호작용이 건강에 중요한 영향을 미친다. 폴리페놀이 소화 과정에서 장내 미생물과 복잡한 상호작용을 하며, 장내세균의 구성, 기능, 대사 활동, 다양성에 영향을 미친다. 폴리페놀은 프리바이오틱스처럼 유익균의 성장을 촉진하거나 항균 작용을 통해 장내세균의 균형을 변화시킨다. 하지만 과도한 폴리페놀 섭취는 장내 미생물 균형을 방해할 수 있으므로 적절한 섭취가 중요하다.

60세를 넘으면
나이는 숫자가 된다

아리스토텔레스는 "삶의 궁극적인 목표는 행복이고, 행복하기 위해서는 육체적 건강과 정신적 건강이 조화를 이루어야 한다."고 말했다. WHO는 건강이란 단순히 질병이나 허약함이 없는 상태가 아니라, 신체적, 정신적, 사회적으로 완전히 안녕한 상태라고 정의한다. 긍정심리학의 대가 마틴 셀리그만 Martin Seligman은 긍정적 정서 Positive Emotion, 몰입 Engagement, 관계 Relationships, 의미 Meaning, 성취 Accomplishments의 5가지 요소가 행복을 만든다고 했다.

행복은 일시적인 감정이 아니라 안녕, 기쁨, 만족감을 느끼는 정서적 상태를 나타낸다. 사람들은 성공하거나 안전함을 느끼거나 운이 좋다고 여길 때 등등 저마다 다른 이유로 행복을 느낀다. 흔히 긍정적 감정과 생의 만족감으로 기술할 수 있겠다. 성경 구약을 보면 구약시대 사람들의 평균수명은 300세인데, 노아는 950세까지 살았다. 그의 조부인 므두셀라는 인류 역사상 가장 오래 산 인물로 알려져 있으며 수명이 969세로 기록되어 있다. 믿음의 조상인 아브라함은 175세, 홍해를 가로지른 모세는 120세로 현재의 최장수 연령과 비슷하다. 동물의 평균수명을 살펴보면 DNA를 가진 초파리는 2주, 쥐는 5년, 개는 15년인데 영장의 만물인 인간을 더 오래 살게 하는 특별한 이유가 있는 듯하다.

60세를 넘으면 나이를 자주 잊게 되는데 단순히 기억력이 흐려져서가 아니다. 나이라는 숫자에 얽매이지 않고 현재의 상태와 가능성에 집중하려는 마음이 커진 탓일 수 있다. 요즘은 나이를 먹어도 기대수명이 줄지 않을 것이라는 희망이 커지고 있다. 단순히 오래 사는 것을 넘어 삶의 질과 기능적 독립성이 중요한 시대가 도래한 것이다.

최근 연구에 따르면 오늘날의 노년층은 과거 세대보다 더 나은 신체적, 정신적 기능성을 유지하며 노화에 적응하고 있다. 이는 영양, 위생, 교육의 발전과 의료기술의 진보가 만든 놀라운 변화다. 컬럼비아대학교 Columbia University의 로버트 N. 버틀러 컬럼비아 노화 센터 Robert N. Butler Columbia Aging Center의 연구에 따르면 1950년에 태어난 68세 노인은 1940년에 태어난 62세 노인과 유사한 기능을 보였고, 이전 세대와 비교할수록 더 큰 개선이 관찰되었다. 하지만 비만과 만성질환의 증가가 이러한 경향을 방해할 가능성도 있다고 경고하며 건강한 생활방식을 유지하는 것이 중요하다고 덧붙였다.

이 연구는 단순히 오래 사는 것에서 나아가 '어떻게 더 잘 살아야 하는가?'라는 질문을 던진다. 나이를 숫자가 아닌 삶의 질과 기능성으로 바라보게 하고 과거의 틀에서 벗어나 현재에 집중하고 자신의 가치를 재발견하여 더 나은 미래를 설계하는 과정을 가르친다.

무병장수란 평균보다 더 오래 건강한 삶을 사는 것을 말한다. 그런데 우리의 건강수명은 70세로 10년 이상을 병으로 고생하다 건강히 죽지 못하고 있다. 최근 연구는 사회적 관계의 질이 장수에 미치는 영향이 중요함을 강조하고 있다. 즉, 외로움이 만성질환과 조기 사망의 위험을 높인다고 한다.

2017년 미국 심리학회 연례 총회에서 발표된 메타 분석에 따르면 외로움이 비만보다 더 강력한 조기 사망 요인으로 나타났다. 미국 플로리다 주립대학교 연구진에 따르면 외로움이 치매 발병 위험을 31% 높이고 서부노르웨이응용과학대 연구팀에 따르면 외로움이 당뇨병과도 연관이 있음이 밝혀졌다.

미국 MIT의 레베카 색스 Rebecca Saxe 교수 연구팀은 금식한 사람이 음식 사진을 봤을 때 활성화되는 뇌 영역과 사회적 관계에서 단절된 사람이 사람들이 웃으며 어울리는 사진을 봤을 때 활성화되는 영역이 동일한 것을 확인했다. 따라서 외로움은 사회적 연결에 대한 배고픔으로 표현될 수 있다. 외로움을 느끼는 사람들은 신체활동이 감소하고 가공식품 섭취가 늘며 과음, 흡연, 약물 남용 등에 빠지기 쉽고 수면, 위생이 나빠지는 경향이 있어 만성질환의 위험을 높이는 원인이 될 수 있다. 외로움을 해소하지 못하면 우울증, 스트레스, 신체적 질병으로 이어질 가능성이 있다.

외로움을 극복하기 위한 첫걸음은 자기 자신에게 친절해지는 것이다. 현재 상황을 받아들이고 스스로 해결할 수 있는 것들에 집중한다. 혼자만의 시간을 긍정적으로 바꾸는 방법은 충분한 수면, 규칙적 운동, 건강한 식사 섭취 등의 바른 생활습관, 친구나 가족과의 적극적인 소통, 심리적 안정감을 주는 좋은 환경, 새로운 취미, 온라인 커뮤니티 또는 공동학습 활동 참여로 사회적 연결, 산책이나 등산으로 자연과의 접촉 등이다.

미국 여류작가 도티 빌링턴Dotti Billington 박사는 "인생은 태도"라고 말하면서 멋지게 나이 들려면 인생은 지금부터라고 생각해야 한다고 말했다. 너그럽게 웃고 모험을 즐기며 사람들과 소통하고 사랑을 자주 해야 한다고 권한다. 데일 카네기는 "오늘이라는 테두리 안에서 살아라.", "불가피한 것과는 타협하라.", "사소한 것에 목숨 걸지 말라."고 권한다.

우리 몸의 각 장기 세포가 계속 죽고 재생되는 것은 신기하다. 늙어갈수록 재생능력이 약화됨으로써 근육과 신경세포에는 더 많은 자극이 필요하다. 육체는 마음의 종이고 우리가 어떻게 생각하느냐에 따라 우리 몸이 맞추어 반응하여 행복을 결정한다. 호기심, 설렘과 배우는 즐거움이 있어야 하고 작은 일에 충실하고 감사하면 즐거운 삶을 살 수 있다. 필요한 사람에게 도움을 줄 수 있는 것이 가장 행복하다고, 존경받는 분들이 한결같이 강조하는 것을 깊이 생각해 실천하길 바란다.

행복은 기쁨, 만족과 긍정적 감정의 느낌뿐만 아니라 의미 있고 가치 있는 삶을 이루는 마음 상태. 누구나 원하지만 주관적이어서 내 안에 있으며 스스로 만들어내야 하고 현재의 작은 일에 감사함으로써 생긴다. 유대인 랍비 하이먼은 행복은 원하는 무엇을 갖는 것이 아니라 가지고 있는 무엇을 원하는 것이라고 말했다. 또 〈파이낸셜 타임스 Financial Times〉는 돈으로는 작은 행복도 살 수 없고 복권에 당첨되는 것도 행복을 만들 수 없으며 행복은 전염된다고 보고했다.

심사숙고하는 많은 생각은 흔히 부정적이어서 걱정이 많고 완벽주의자의 60%는 부적응적이어서 행복을 저해한다고 한다. 걱정의 40%는 절대 일어나지 않는 것이고, 30%는 이미 일어난 것이어서 걱정은 대부분 쓸데없는 것이고 오직 4%만 걱정으로 바꿀 수 있다고 한다. 싫은 일은 잊어야 하고 피할 수 없으면 즐기라고 한다. 성경 잠언 17장 22절에 "마음의 즐거움은 양약이라도 심령의 근심은 뼈를 마르게 하느니라."라고 쓰여 있다.

심리학자 존 티에나 John Tiena는 나쁜 경험 한 개를 극복하려면 좋은 경험 4개가 필요하다고 말했다. 장수하는 서양의 노인들은 돈을 즐겨 쓰고, 건강과 재정관리를 하면서 사소한 일에 관심 없고 관대하며, 현재에 만족하고 취미와 사랑을 한다고 한다. 극작가 조지 버나드 쇼는 "나이 들어 놀지 않는 게 아니라 놀지 않기에 나이 든다."고도 했다.

과학적으로 설명하기 어려운 암이 기적적으로 완치되거나 진행이 멈추는 사례가 종종 보고된다. 나는 이러한 기적이 철저히 자신을 내려놓고 받아들이는 환자들에게서 자주 나타나는 것을 목격했다.

사람답게 사는 것은 건강하게 늙고 또 행복하게 웃으며 죽는 것이다. 우리가 절제하면서 항상 기뻐하고 작은 일에 감사하는 삶을 살면 우리는 병도 잘 안 걸리고 또한 치료도 잘 되어 행복한 삶을 살 수 있다.

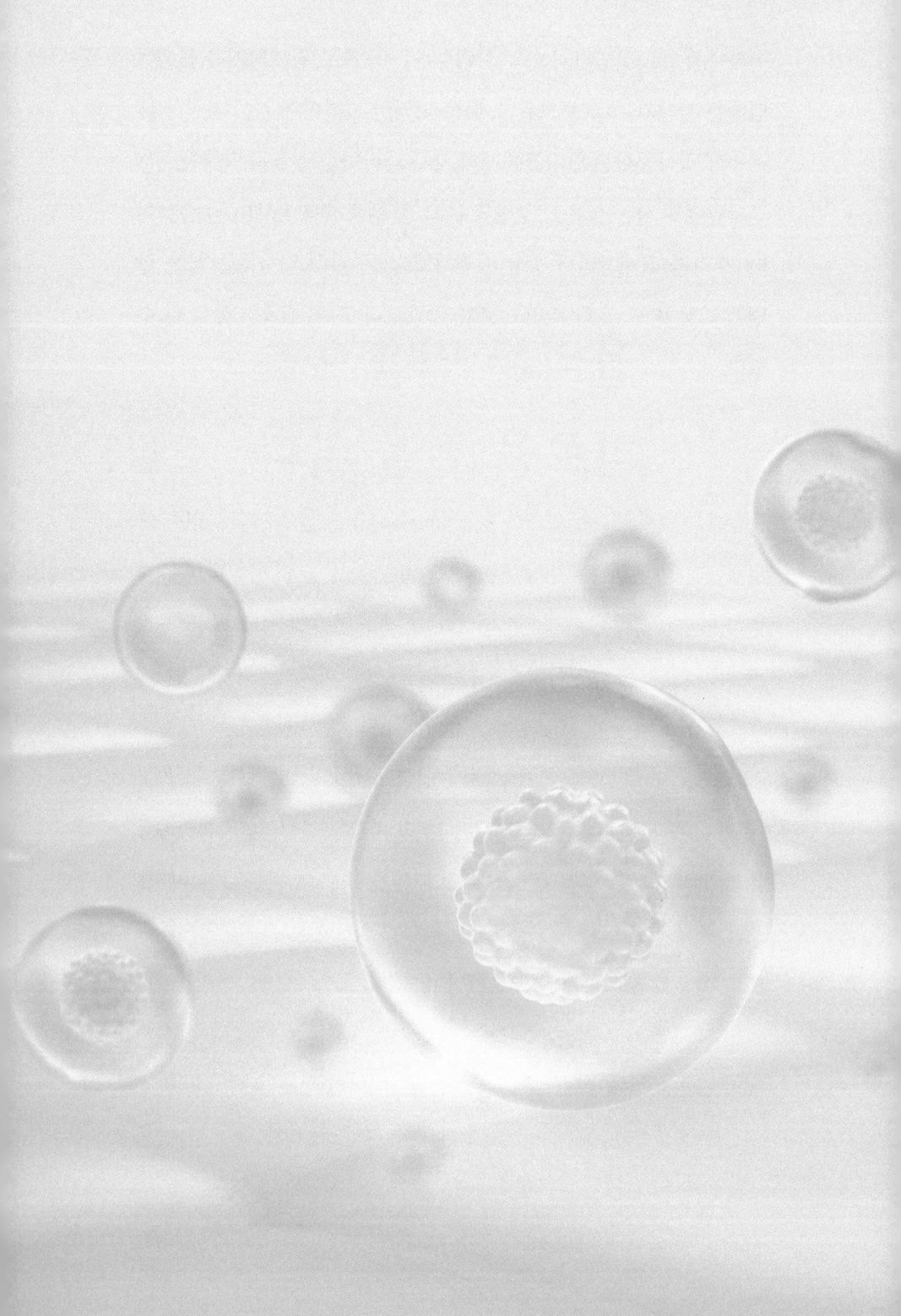

PART 3

올바른 믿음으로
의로운 길을 가다

아버지의 조언

단층촬영에서 잡힌 아름다운 초록빛에 탄성이 절로 나왔다. 이번 연구를 위해 동위원소에 가짜 설탕deoxyglucose을 묻혀 환자의 몸속에 집어넣자 폐 부분에서 신호가 왔다. 그 섬세하고 여린 초록빛이 유난히 매혹적이었다. 우리 몸의 세포는 변형과 재생을 반복한다. 주로 유전자 변형으로 질병이 생기는데 암 역시 같은 맥락이다.

나는 동위원소에 암세포가 좋아하는 물질을 묻혀 사람의 몸에 투입하는 새로운 암 진단법을 개발했다. 설탕을 잡아먹는 암세포를 포착하게 되면서 CT와 MRI로 잡아낼 수 없던 '초기 암'을 진단할 수 있게 된 것이다. 한참이나 넋을 잃고 동위원소에 묻힌 가짜 설탕의 움직임을 눈으로 좇는데 어깨 한쪽이 묵직해지는 게 느껴졌다. 웃으면 푸른 눈동자가 한층 더 반짝거리는 내과 의사 마이클이었다. "닥터 김, B병동 7층에서 당신을 찾던걸요."

이런, 정신없이 빛에 집중하느라 도움 콜을 듣지 못한 모양이다. 1980년에 엠디 앤더슨에 들어오고부터 재미교포와 한국인 환자 대부분을 위해 진료에 필요한 통역봉사를 맡아왔다. 아무리 영어를 잘해도 암환자와 환자 가족 대부분이 전문용어에 몹시 불안해하는 경우가 많았다.

3층 연구실에서 7층 병동까지 비상계단을 이용해서 단숨에 올라갔다. 복도 끝에서 웅성웅성하는 불안한 목소리가 들렸다. 매번 딱 이만큼의 거리, 통로 하나를 눈앞에 두고 수십 년 전의 내 모습이 바로 어제의 일처럼 떠오른다.

"겁먹을 거 없다. 사람들과 몰려서 다니면 표적이 되기 쉬우니까 간격 유지하고, 아비가 일러준 물건 잘 챙겨 와라."

군산에서 작은 화약 공장을 하던 아버지는 독실한 크리스천이셨다. 한국전쟁이 일어나자 일가와 교인 30가구를 끌고 인근의 백두계로 피난을 갔다. 지금은 지명이 바뀌고 원광대학교 병원이 들어섰는데, 당시만 해도 작은 시골마을에 불과했다. 급하게 사람만 끌고 피난을 온 상황이라 부족한 약재나 식량이 늘 문제였다. 나는 15리 정도 떨어져 있는 군산 본가로 몰래 숨어들어가 바닥에 파묻어둔 곡식 항아리에서 일정량의 식량과 옷가지, 망치와 못 등 반드시 필요한 물건을 챙겨 나르는 일을 했다.

열 살 소년에게 전쟁은 하루하루 살아남기 위해 최선을 다하는 대상이었다. 그날도 조심조심 산길을 걷는데 느닷없이 폭격이 시작됐다. 시골길이라도 수레가 지나가면 매복해 있던 인민군이 '다다닥' 하며 연거푸 총을 쏘거나 정찰 나온 폭격기가 하늘에서 사람을 향해 총을 갈겼다.

천둥소리에 놀라 자리에 주저앉아 있던 나는 아버지 말씀이 생각나 급히 풀숲으로 몸을 숨겼다. 총성이 그치고 정적이 한참 지나고서야 자리에서 일어날 수 있었다. 나와 보니 저만치 앞에서 수레에 이불보따리와 살림살이를 싣고 떠나던 사람들이 피를 흘리고 쓰러져 있었다. 흩어져 살아남은 사람들은 총상을 입고 신음 소리를 내는 사람들을 어깨동무하고 부축해 급히 어디론가 사라졌다.

그 길을 오갈 때마다 기민하게 정찰을 해야 했다. 저만치에서 총소리가 들리면 재빨리 몸을 낮추고 우거진 수풀 쪽으로 몸을 숨겼다. 급하게 몸을 피하다 가파른 내리막길에서 굴러떨어진 적도 있었는데, 구르다 입술의 살점이 떨어져나가기도 했다. 하지만 전쟁 중에 페니실린과 소독용 빨간약은 무척 귀했다. 구급약이 없으니 물로 상처를 씻어낸 뒤에 딱지가 앉고 스스로 새살이 돋기만을 기다렸다. 그래서 지금도 내 몸 여기저기에는 전쟁 당시에 15리를 걸어 군산을 오가며 얻은 흉터가 고스란히 남아 있다. 이렇게 매번 위험에 처하면 울면서 안 가겠다고 떼쓸 만도 한데, 나는 이상하게 그 길목이 무섭지 않았다. 그 이유는 아버지의 말씀 때문이었다.

"하나님이 우리를 보호하시니까 절대 무서워할 것 없다."

어린 나이였지만 누군가가 나를 지키고 보호해준다는 믿음에 두려움이 사라졌다. 더구나 일가의 장남이라면 반드시 해야 할 몫이라고 여겼다. 피난처가 발각되지 않도록 정찰을 잘하는 일, 필요한 생필품을 책임지고 구해오는 일 등을 하면서 내 마음속에는 어렴풋이 '책임감'이라는 단어가 자리 잡았다.

전쟁이 끝나고 군산의 본가로 다시 돌아갔을 때 아버지의 화약 공장은 완전히 폐허가 되어 있었다. 우리 일곱 식구는 모든 것을 다시 시작해야 했다. 먹을 식량이 없어 말고기를 먹기도 하고, 숨겨뒀던 옷가지를 들고 나가 생필품과 맞바꾸기도 했다.

아버지는 말수가 적은 경상도 사나이로, 공부는 많이 하지 않으셨지만 수 개념이 뛰어나 항상 일을 만들어 식솔들을 넉넉하게 건사하셨다. 어머니 역시 가난한 집안에서 자라 배움이 짧았지만 천사같이 성경을 실천하는 크리스천이셨다.

전쟁이 끝난 후에 전쟁통에 부모를 잃은 친구들은 고아원에서 학교를 다녔다. 어머니는 항상 그 친구들 몫까지 도시락을 넉넉하게 싸주셨다. 어렸지만 나와 친구들은 천사 같은 어머니를 몹시 흠모하고 존경했다. 어머니가 기뻐하는 일이라면 뭐든 하기 위해 애썼다.

"의신아, 너는 의로운 사람이다. 모든 사람이 네 말을 신뢰하고 따르는 그런 사람이 되어야 한다."

어머니는 밥상에 앉으면 매번 내 이름의 뜻을 풀어주시면서 당부를 잊지 않으셨다. 나는 당연히 그런 사람이 되어야 한다는 의식을 갖고 성장했다.

매년 학교에서 주는 장학금을 놓치지 않고 공부했던 나도 대학진학을 앞두고 고민이 많았다. 본래 손재주가 많은 집안 내력을 가졌던 터라 다섯 형제 모두 그림, 악기, 글씨에 천부적인 재능을 갖고 있었다. 현재도 그렇지만 디자인과 건축에 관심이 많았던 나는 아버지께 공대에 진학하고 싶다고 조심스럽게 털어놓았다.

"아버지, 건축을 전공하고 싶습니다."

"의신아, 잘 생각해봐라. 아비는 네가 의사가 적격이라고 생각한다. 전쟁 때를 떠올려봐. 얼마나 많은 사람이 죽었는지. 우리 집안에 의사가 있었으면, 아니 우리 부락에 의사가 한 명만 있었어도 그 귀한 목숨들을 얼마나 많이 살렸겠느냐. 넌 우리집 장남이다. 많은 사람을 이롭게 하는 일을 직업으로 가져라."

결국 아버지의 설득으로 나는 의대에 진학했다. 의사가 되어 고통받는 사람들을 돕는 사명을 실천하겠다는 삶의 목표를 세운 것이다.

월남전에서의 첫 수술이
내게 가르쳐준 것들

25세 때, 나는 의사가 되어 월남전에 참전했다. 부모님께는 미리 이야기하지 않고 혼자서 내린 결정이었다. 월남에 도착해 소식을 전하니 모두 깜짝 놀라는 눈치였지만, 아버지만은 내게 걱정할 것 없다며 오히려 힘을 실어주셨다.

"의신아, 너는 하나님이 돌봐주실 거다."

역시 어머니와 달리 아버지의 반응은 담대했다. 당시 월남전의 상황은 하루하루 점점 더 위험으로 치닫고 있었다. 단 몇 초 차이로 눈앞에서 삶과 죽음이 갈리는, 그야말로 극한 상황이었다. '타다타다' 하며 연속으로 쏘아대는 총소리가 바로 코앞에서 들려오면 아무리 대범한 사람이라도 그 순간 심장이 오그라들기 마련이다.

행군을 하다 잘못해 지뢰를 밟으면 다리 한쪽이 날아갔다. 헬리콥터로 이동할 때면 적군이 밑에서 총을 쏴대는 바람에 시시각각 죽음의 공포가 덮쳐왔다. 신기한 것은, 나와 비슷한 나이의 병장들이 공포에 질식해 거의 이성을 잃어갈 때도 나는 이상하리만치 두려움이 없었다. 비행기가 떨어져도 죽지 않을 거란 무모한 믿음이 있었다. 지금 되돌아봐도 참으로 이상한 용기다. '너는 하나님이 돌봐주실 거다'라는 아버지의 말씀이 언제나 나를 보호막처럼 감싸주는 듯했다. 어릴 때부터 하도 많이 들어왔던 말이라 몸에 배어 있기도 했다.

월남전에 참전하기 전에, 나는 서울대학교 의과대학원 예방학과에 다니고 있었다. 월남전이 터지자 정부에서 서울대에 열대의학연구소를 세울 계획이라고 했다. 당시 우리나라에는 '말라리아'에 관해 아는 사람이 없으니 예방학과에서 나서게 되었는데, 당시 대학원생이었던 내가 적격자로 뽑혔다.

월남에 파병되어 열대병에 대해 좀더 연구해보기로 하고 나는 베트남 호찌민으로 떠났다. 예방학 장교로 월남전에 차출된 셈이다. 그 후 6개월 동안 파스퇴르 연구소라는 곳에서 훈련을 받은 뒤 병사들을 치료하는 임무를 맡았다.

한국군 맹호 부대와 십자성 부대가 있는 곳에 후송 병원이 두 군데 있었다. 한국군 장병들이 다쳐 한꺼번에 수십 명씩 들어오면 현장은 그야말로 아수라장이 되었다. 총 40명의 의사 중 외과의사는 단 10명뿐. 그런데 환자는 한꺼번에 70~80명씩 밀려들었다. 나처럼 연구소에 있는 사람도 차출되어 현장에서 환자를 치료했는데, 가서 보니 뒤통수가 깨진 사람, 손발이 없어진 사람, 내장이 쏟아져 나와 있는 사람 등 그 참혹함은 이루 말할 수 없었다.

전선에서 대치하던 중에 갑작스럽게 베트콩이 공격을 해오면 놀란 장병들이 눈을 질끈 감고 총을 '다다다닥' 쏘아대는데, 그러다 옆의 동료를 쏘는 경우가 있었다. 총을 쏠 때 두려움 때문에 눈을 감게 되어서 벌어지는 우발적 사고였다.

워낙 위급한 상황이라 의사들은 환자가 들어오면 한 사람이라도 더 살리기 위해 곧바로 수술을 집도했다. 당시만 해도 나는 뇌수술을 해본 적이 없었다. 그런데 마침내 옆에 경북대 신경외과에서 레지던트 3년 차로 있던 동료 S가 있었다.

"간호사, 간호사!"

S가 애타게 간호사를 불렀지만, 간호사들도 일손이 모자라던 터라 제때 모든 의사들을 도와줄 수는 없었다. 그러자 S는 나를 보고 이렇게 말했다.

"안 되겠어요. 김의신 군의관님, 머리의 이 부분을 붙잡고 꿰매주세요. 할 수 있겠어요?"

"외과 수술은 처음인데…. 하지만 한번 해볼게요." "침착해요. 침착해. 그럼 잘할 수 있어요!"

"걱정 말고 이 환자는 내게 맡겨주세요."

일단 피가 안 나오도록 꿰맬 수 있으면 꿰매라고 하기에, 나는 장갑도 없이 소독약을 부어 손을 씻고 수술을 시작했다. 쏟아져 나온

뇌를 조심스럽게 다시 집어넣은 뒤 찢어진 부위를 꿰매고 붕대로 감았다.

너무 위험한 상황이라 놀랄 시간조차 없었다. 등 뒤로 식은땀이 흐르는 것도 의식하지 못할 정도로 쉴새 없이 환자가 밀려 들어왔다. 하지만 마음만은 진공처럼 고요했다. 처음 해보는 외과 수술이지만 실수 없이 잘해낼 수 있다는 확신이 있었다. 의사가 환자를 앞에 두고 불안감이나 공포에 휩싸이면 제대로 수술을 해낼 수 없다. 아무리 어려운 상황이라도 의연함을 잃지 말아야 한다는 것을 직감적으로 알았다. 무엇보다 나는 내 손재주를 믿고 있었다. 수술 경험도 물론 중요하지만, 그런 상황에서는 믿을 수 있는 내 손이 있기에 용기를 가질 수 있었다.

그렇게 베트남에 있었던 2년 동안 다양한 현장 경험을 쌓았다. 인간이 극한 상황에서 어떻게 두려움에 지고 마는지를 똑똑히 보았다. 특히 질병과 고통 앞에서 사람들이 얼마나 무력하게 무너지는지 확실히 체험했다. 그 사람이 살아온 환경, 성향, 기질, 체질 등에 따라 제각각 반응이 다르다는 것도 알았다.

월남전이라는 경험을 통해 나는 2가지를 배웠다. 첫째, 사람은 쉽게 죽지 않는다. 둘째, 작은 총상이라도 악을 쓰며 살겠다고 떼쓰는 환자는 다 죽는다.

믿어지지 않겠지만, 머리에 심각한 중상을 입어도 조용한 사람들이 있다. 이런 사람들 중에서도 특히 중환자는 명상을 하듯 가만히 앉아서 어느 정도 죽음 앞에 초연한 태도를 보인다. 이런 환자들은 대개 살아남았다. 그런데 죽음의 공포에 잡아먹힌 사람들, 죽음으로부터 도망치려고 악을 쓰는 환자들은 얼마 못 가 사망했다. 아무리 살고 싶다고 떼를 써도 소용없었다. 신기하게도 이런 모습은 암환자들에서도 똑같이 발견할 수 있었다.

월남전과 암 전문병원에서의 경험을 통해 내가 내린 결론은 이것이다. 총상과 암은 크게 다르지 않다는 것. 살고 싶다면 먼저 자신을 잘 다스려야 한다. 살고자 하면 죽고 죽고자 하면 산다는 말도 비슷한 맥락이다. 극한의 상황일수록 살고 죽는 것은 자신에게 달렸다. 자신이 자신을 살리기도 하고 죽이기도 한다는 것이다. 스스로가 스스로를 구원할 때, 신도 그 사람의 편에 서준다.

준비된 영어가
열어준 기회

대학원 시절에 내가 열대의학 연구를 위해 월남에 있는 연구소로 차출된 이유 중의 하나가 바로 영어였다. 다른 친구들에 비해 나는 영어회화를 잘했고, 외국인과 의사소통하는 데도 별다른 거부감이 없었다. 내가 그렇게 된 데는 이유가 있다.

한국전쟁 이후에 군산에 미군 비행장이 들어섰다. 그곳에는 주말마다 군복 점퍼에 빨간 마후라를 두른 외국인 파일럿들이 돌아다녔다. 큰 도시가 아니었으니까 시내에 나가면 그들을 쉽게 만날 수 있었다. 초등학생이었던 나는 길거리에서 파일럿을 만나면 스스럼없이 손을 번쩍 들어 인사를 했다.

"Hello."

"Hey, you!"

그 당시에 우리나라 사람들은 대부분이 외국인을 매우 신기해했고 약간은 거북스러워했다. 요즘처럼 외국인을 자주 만날 수도 없고, 외국에 쉽게 나갈 수 있는 시대가 아니었기 때문이다. 그런데 나는 이상하게도 그 사람들이 전혀 무섭지 않았다. 또래의 다른 아이들은 큰 키와 파란 눈동자에 겁을 집어먹고 멀리서 쳐다보거나 하지 절대 가까이 가지 않았다. 그러나 나에게 그들은 몸이 큰 서양남자라는 생각보다는 친절한 사람이라는 인상이 더 강했다.

"다음주에 이 자리에서 또 만나자." "그래요."

우리는 약속을 지켰고, 나를 귀여워한 파일럿 몇 명이 목마를 태워 비행장에 곧잘 데려가곤 했다. 가끔은 허락을 받고 군산에서 서울까지 헬리콥터 조종석 옆자리에 앉아 비행을 다녀오기도 했다. 처음 타본 헬리콥터도 신기했지만 거기서 내려다본 세상은 엄청나게 감동적이었다. 마치 새로운 시대가 열리는 듯한 기분이었다. 아주 잠깐이었지만 이 경험은 군산의 어린 소년에게 미지의 세계에 대한 꿈을 키워주었다.

나는 이들과 2년간 교우하며 자연스럽게 영어를 익힐 수 있었다. 직접 겪어보니 언어는 배짱만 있으면 쉽게 늘었다. 미국에 연수를 오는 후배 의사들이 여러 달이 지나도 회화에 부담을 갖고 미국인 앞에서 입을 잘 열지 않는 반면, 아이들은 한두 달 만에 말문이 트여서 영어로 쉽게 의사소통을 한다. 그런 것을 보면 군산에서 살던 시절의 내 모습이 떠오르곤 했다.

처음에는 아는 영어표현이 별로 없어서 몇 마디 하지 못했지만, 이심전심이라고 오갈 때마다 웃으며 인사하고 손잡고 산책을 하다 보니 순수한 감정이 오갔다. 이 티끌 없는 순간이 중요하다. 나에게 파일럿 아저씨들은 미국에 대한 호감으로 연결되었다.

"의신이는 커서 미국에 가서 살 모양이야. 어떻게 코쟁이랑 저렇게 친하게 지내지?"

당시 사회적으로 외국인에 대한 선입견이 컸던 터라 어른들은 그들과 가까이 지내는 나를 탐탁지 않게 생각하셨다. 그런데 이 이상한 인연을 시작으로 하우스보이(미군 부대에서 허드렛일을 하는 소년)도 아닌 내가 파일럿들에게 귀여움을 받았고 영어를 배웠다. 훗날 이를 계기로 베트남전에 참전하게 되었고, 앞선 미국의 의술을 확인하기 위해 유학을 결심하게 되었다.

양질의 교육을 받고 파견된 공군 파일럿들은 신사 중의 신사였다. 자신이 맡은 전투기 비행에 대한 책임감과 자기 일에 대한 프라이드가 무척 강했다. 비록 어렸지만 나는 '저 사람들은 죽음이 무섭지 않은가보다' 하고 생각했다. 아마 그래서 더 스스럼없이 다가갈 수 있었던 것 같다.

전쟁 후에 남겨진 풍경은 심란했다. 그 속에서 이들은 우리에게 친절했다. 한 공군 대령은 미국에 두고 온 자신의 아이가 생각난다며 길에서 구걸을 하느라 입성이 더러워진 아이를 번쩍 들어 품에 안아주었다. 구걸하는 아이들을 위해 간식을 따로 챙겨와 나누어주는 따듯한 성품을 지닌 사람이었다.

나에게 알파벳을 제대로 가르쳐준 사람은 K누나였다. 비행장에서 일을 하던 누나는 교회에 성실하게 나갔는데, 작은 내가 귀엽다고 옆에 끼고 나에게 영어를 가르쳐주었다. 누나네 가족은 해외에 자주 드나드는 일을 해서 누나도 영어를 아주 잘했다. 그런데 미군과 어울려 다니는 나를 사람들이 좋지 않게 보았던 시절이니, 그들 곁에서 영어를 통역하는 누나를 쳐다보는 사람들의 눈길이 곱지 않은 것은 어쩌면 당연한 일이 었다. 하지만 나는 똑똑하고 예쁜 K누나를 무척 잘 따랐다.

"나도 누나처럼 영어를 잘하면 좋겠어요."

"너는 겁이 없어서 나보다 훨씬 빨리 익히게 될 거야."

그러던 어느 날, 누나와 사귀던 남자의 집안이 보수적인 성향이 강해 혼사를 깼다는 소문이 군산 바닥에 파다하게 퍼졌다. 단지 직업일 뿐인 데도 어른들은 미군이 드나드는 비행장에서 일하는 누나를 이해하지 못했다.

그런데 전화위복이라고, 신여성이었던 K누나는 미국 뉴욕으로 건너가 크게 성공했다. 물론 신여성으로 출세하기까지 K누나가 겪은 고통은 상상하지 못할 만큼 컸을 것이다. 영어를 잘해서 통역 일을 했고 그 바람에 사랑하는 남자와 헤어져야만 했으니 그 아픔이 얼마나 컸을까. 지금 생각하면 재능 있는 여성을 편견으로 찍어 누른 주위의 낡은 시선이 안타깝다.

"의신아, 너 자꾸 동네 창피하게 파일럿들이랑 다닐 거냐?"

나 역시 저녁 밥상에서 아버지께 계속 주의를 받았다. 그런데 나는 왠지 그들과 보내는 시간이 유쾌하고 행복했다. 아버지 몰래 이어간 파일럿 아저씨들과의 우정은 군산을 떠나 전주고등학교에 들어갈 때까지 계속되었다.

한번은 이런 일이 있었다. 중학교에 들어가서 영어를 배우는데, 내가 듣던 영어가 아니어서 이상했다.

"톰, 이상해. 학교 영어 선생님과 말이 전혀 안 통해." "그래? 내가 한번 찾아가볼까. 교과서가 잘못된 거 아냐?"

톰은 계급이 높은 소령이었는데 약속대로 학교에 찾아왔고 교장 선생님을 통해 나를 찾았다. 당시 영어 선생님은 문법은 완벽한데 말하기가 안 되는 분이었다. 배움과 현실이 얼마나 다른지 깨달은 경험이었다.

그 후로 고등학교를 졸업하고 서울에 와서도 가정교사 일을 하면서 일요일에는 미8군 교회에 가서 아르바이트를 했다. 청소를 깨끗하게 하고 교인들이 앉을 자리에 주보를 놓고 성경과 찬송가 책 등을 정리했다. 예배를 보고 나서는 미군들과 대화하며 즐겁게 놀았다. 이 아르바이트는 주급이어서 당시 내 생활은 나름 넉넉한 편이었다. 아르바이트로 차비와 식비를 해결할 수 있었다.

나를 눈여겨보신 대학원의 선생님들도 나의 회화 실력을 알아보셨다. 미국인과 말이 잘 통하니까 베트남의 연구소에 가서도 외국인들과 합심해 좀 더 빠르고 수월하게 필요한 자료를 만들 거라고 판단한 것이다.

그렇게 나는 군산에서의 경험 덕분에 기회를 얻을 수 있었다. 그

후로도 두고두고 영어의 덕을 많이 봤다.

  어려서부터 "얘는 틀림없이 미국에 가서 살겠구나." 하는 소리를 듣고 자라서였을까, 말이 씨가 되었는지 나는 미국으로 건너가 그 넓은 북미 대륙의 동서남북을 종횡무진하며 새로운 의학을 접할 수 있었다.

더딜지언정
멈추지 않는다

　　　　　　　　　　　　　　　일본에서 '경영의 신'으로 추앙받는 마쓰시타 고노스케전 파나소닉 회장은 자신이 인생으로부터 받은 최고의 선물 3가지로 가난, 배우지 못한 것, 허약한 몸을 꼽았다.

　월남전에 참전했을 때의 일이다. 아무리 전쟁터라도 그곳 또한 사람 사는 곳이라서 어쩌다 암묵적으로 폭격이 잠정 중단되는 때가 있다. 그러면 군의관들과 의료진들도 모처럼 막사를 정리하고 지역주민들을 위해 의료 봉사활동에 나서곤 했다. 그런데 유난히 힘든 시기가 있었으니, 바로 마을에 페스트가 퍼졌을 때다.

　알다시피 페스트는 과거 1347년부터 4년간 유럽 인구의 3분의 1을 죽음의 공포에 몰아넣었던 전염병이다. 그 후로도 8년에 한 번 꼴로 발생해 유럽 전체 인구의 4분의 3을 휩쓴 바 있다. 부스럼으로 시작해 전신의 피부가 검게 변한 후 결국 사망에 이르기 때문에 '흑사병'이라 불렸다. 페스트균이 폐에 들어가면 각혈을 해서 죽는데, 임파선에 고름이 차서 죽는 경우도 있다. 임파선은 각종 림프구를 포함한 백혈구가 있는 곳으로, 종양에 대한 면역작용을 하는 면역기관인데, 겨드랑이, 사타구니, 목구멍 등에 많이 모여 있다.

한 무리의 페스트 전염 환자와 가족이 의료진의 천막 앞으로 줄을 섰고 떼쓰듯 조금씩 앞으로 밀어붙였다. 조금이라도 빨리 아픔을 덜고 싶은 간절함이 눈빛으로 전해졌다.

"Do not worry, you can survive."(걱정 마, 넌 살아날 수 있어.)

이번엔 폭탄이 아닌 전염병으로 많은 사람들이 죽어가는 현장이 참혹하고 안타까웠다. 하지만 아무리 환자들이 고통을 호소해도 의료진 중 누구 하나 고름을 짜주고 싶어 하지 않았다. 나는 퍼렇게 염증이 오른 환자의 겨드랑이를 다리로 눌러 고정하고, 칼로 째서 고름을 짜기 시작했다. 바람 한 점 없는 막소에서 환자도 나도 땀을 비 오듯 쏟았다. 고름을 다 짜내고 나서 그 부위를 소독했다. 열대의 기후 속에 있다 보니, 장갑과 마스크를 끼면 숨이 차고 시야가 흐려졌다.

"닥터 김, 무슨 짓이야. 이건 전염병이라고."

꼬박 하루를 고름과 씨름하고 났더니 나중에는 별로 대수롭지 않게 여겨져 장갑과 마스크를 벗어버렸다. 밀고 들어오는 환자의 수가 워낙 많고 일손은 턱없이 부족했다. 나는 잠시도 쉴 수가 없었다.

"아무도 손을 안 대는데, 너는 무섭지도 않아?"

나는 미국인 의사의 눈을 똑바로 쳐다보며 말했다.

"나는 무섭지 않아. 어릴 때 쏟아지는 포탄 사이로 가족의 끼니를 구하러 길을 떠나던 때에도 그랬어. 전장에서 매복한 베트콩이 설치했을지 모를 지뢰를 피해서 조심조심 행군하는 중에도 이상하게 무섭지 않았어."

임파선에 고름이 가득 차서 제대로 움직이지도 못했던 사람들이 치료를 마치면 환하게 웃으며 막소를 나갔다. 그 웃음을 보며 잠시나마 흐르는 땀을 닦았다. 웃음이 바람처럼 시원하다는 것을 처음 느꼈다.

한국으로 귀국하기 전에는 베트남의 고아원으로 봉사활동을 다니곤 했다. 월남전에 참여한 한국 군인의 아이들이 2년 사이에 많이 늘었다는 관리자의 말을 듣고 마음이 안 좋았다. 그 당시에는 한국에서 온 군인들과 노동자들이 정식으로 결혼하지 않고 베트남 여인들과 살림을 차리는 경우가 많았다. 또한 남편을 전쟁터에 보내고 식모로 살아가는 베트남의 민간인 여성들이 군대에서 나오는 시레이션(보급 깡통)을 얻기 위해 얼마나 비참한 삶을 사는지도 알고 있었다. 가톨릭을 믿는 그녀들은 임신을 하면 낙태를 할 수 없다고 했다. 그렇게 태어난 아이들, 이 혼혈아들을 '라이 따이한'이라고 부른다. 이 아이들이 커서 사회적인 문제가 되지 않을까 하고 염려했던 기억이 있다.

한동안 잊고 있었던 베트남 아이들을 다시 기억하게 된 것은, 우연히 어느 신문에서 읽은 베트남 청년의 이야기 때문이었다. 1981년 휴스턴으로 이사를 오고 15년이나 흐른 어느 날이었다.

"뭘 그렇게 뚫어지게 쳐다봐요. 신문에 뭐라도 났어요?"

휴스턴의 여름 날씨는 굉장히 덥고 후덥지근하다. 베트남의 호찌민과 기후가 흡사하다. 호찌민 역시 끝없이 펼쳐진 해변이 있었고, 논농사를 3모작으로 할 수 있을 정도로 햇볕이 강렬하다. 내가 2년 동안 경험한 베트남은 천혜의 자연환경을 가진 나라였다.

1990년대 중반에만 해도 휴스턴의 학교에서는(초중고교는 물론 대학교까지) 한국인 2세 학생들이 늘 1등을 도맡았다. 그런데 고향과 비슷한 기후를 찾아 보트를 타고 망명한 베트남 사람들이 오고부터 판도가 바뀌었다. 어느 날부터인가 베트남 아이들이 1등을 하게 된 것이다.

휴스턴의 남쪽 바닷가엔 작은 새우가 많았다. 보트에서 생활하던 베트남 사람들이 새우를 잡으며 '키마'라는 곳에 정착했다. 그런데 거기에 정착한 베트남 사람들이 소위 '물 반 새우 반'이었던 풍족한 어족 자원을 필요 이상으로 많이 잡으면서 문제가 발생했다. 새우잡이로 그날그날 살아가던 백인들이 반기를 들고 나섰고, 백인우월주의자들까지 가세해 키마에 정착한 베트남 사람들의 보트에 불을 지르고 배를 뒤집었다. 아침에 시체가 둥둥 떠 있는 현장을 뉴스로 보고 나도 큰 충격을 받았다.

하지만 이제는 베트남 레스토랑이 여럿 생길 정도로 자리 잡았고, 휴스턴은 베트남 관광객이 가장 많이 찾는 곳이 되었다. 물론 그러기까지의 과정은 무척 험난했다. 그뿐 아니라 지금은 미국 어디에 가도 공부를 가장 잘하는 아이들은 베트남 아이들이다. 고향에서, 그리고 미국에 서도 죽을 고비를 넘기며 사는 민족 특유의 단합된 마음과 자식을 성공시키겠다는 마음이 합해진 결과가 아닌가 싶다.

그날 아침에 내가 본 신문에는, 중학교 때 휴스턴에 온 베트남 아이가 MIT에 합격해 공학박사 학위 외에 7개의 학위를 1년에 하나씩 취득했다는 이야기가 있었다. 인터뷰에서 기자는 청년에게 "어떻게 공부를 그렇게 열심히 할 수 있었느냐?"고 물었고, 그 학생은 "베트남에서 미국으로 보트를 타고 넘어올 때 내가 가진 꿈은 단 하나였다. 그것은 바로 공부를 원 없이 해서 학위를 따겠다는 것이었다. 그 마음뿐이었다."라고 대답했다. 그렇게 해서 딴 학위가 섬유, 전자, 화학 등 공학 분야 여러 학위였다. 모든 학문은 궁극적으로 통하는 것이 있기 때문에, 하나를 완벽하게 잘하면 다른 학문도 그 방식을 응용해서 쉽게 터득할 수 있다. 그 베트남 청년이 대학교를 졸업하고 모 글로벌 기업에 특채로 입사했다는 내용도 기사 말미에 언급되어 있었다.

"애 좀 봐, 애 좀 봐!"

나는 들뜬 목소리로 아내에게 같이 보자고 기사를 내밀었다. 나는 이런 기사를 발견하면 스크랩을 해둔다. 한국인뿐 아니라 다른 어느 민족이든 역경을 극복한 사람들의 이야기, 노력해서 꿈을 이룬 사람들의 이야기를 보면 가슴이 뜨거워진다. 내 자식이 아니어도 칭찬하고 싶고 자랑하고 싶어진다.

아내에게 기사를 보여주니 '왜 그렇게 좋아하는지 모르겠다'는 눈치다. 아내는 유복한 환경에서 곱게 자란 사람이다. 나이가 아무리 들어도 그런 티가 남아 있다. 살아온 세월이 다르니 이해할 수 없을지 모른다. 경험이 다르니까. 나는 어김없이 이 청년과 하나가 된 것처럼 가슴이 벅차올랐다. 보통의 노력으로는 지금의 자리에 오른 게 아니라는 것을 누구보다 잘 알기 때문이다.

때로 어떤 고난은 축복이다. 젊어서 누리지 못한 축복이라면 조금 나이가 든 후에 찾아와도 잘 버텨내 축복으로 만들면 된다. 암을 겪으면서 부쩍 무심했던 자신의 몸에 관심을 갖고 균형 잡힌 삶을 꾸려나가는 사람들이 많다. '왜 살 만하니까 이제 와서 병이 왔느냐'고 원망하는 마음이 든다면, 이제껏 제대로 살지 않았다는 증거라고 여기고 그걸 깨우치러 병이 왔다고 생각하기 바란다.

단 한 번에 높은 산을 넘겠다고 욕심부리지 않고 쉬엄쉬엄 눈앞의 역경을 헤쳐나가는 사람들이 있다. 한 걸음 한 걸음이 더딜지언정 결코 멈추지 않는다. 이런 사람들은 어렵게 지나온 고통과 시련의 시간들을 쉽게 잊지 않는다. 어려서 홍역을 앓은 아이들은 면역력이 생겨 다시는 홍역을 앓지 않는다.

암 역시 마찬가지다. 지난 시간 동안 자신을 혹사했던 음식과 잘못된 생활습관에 대한 뼈아픈 후회는 쉽게 사라지지 않는다. 이 아픈 기억을 잊지 않고, 오히려 그것을 바탕으로 남은 생을 더욱 보람 있고 건강하게 살려고 노력하게 된다. 그리고 우리의 행복은 건강한 육체가 있을 때 가질 수 있다는 것을 저절로 알게 된다.

선구자를 만나면
길이 열린다

요즘 한국의 청년들은 '롤모델'을 찾는 데 몰두하는 것 같다. 돌아보면 나에게도 롤모델이 있었다. 처음 예방학의 매력을 알아보게 해준, 지금은 작고하신 권이혁 교수님이 내 롤모델이었다. 권 교수님은 큰 키에 어디 한군데 구부정한 모습 없이 단정하셨다.

권 교수님은 서울대학교 총장과 병원장, 문교부 장관, 보건사회부 장관을 지내셨다. 내가 처음 의대 본과에 들어갔을 때, 권 교수님은 매력적인 외국 배우 같았다. 미국에서 공부를 하고 오신 분이라 토론에 능숙했고, 말씀하실 때마다 뿜어져 나오는 압도적인 카리스마에 제자들은 금세 매료되었다. 한마디로 모든 제자들의 우상이었다.

"여러분, 앞으로 미래의 학문은 예방학입니다."

예방학은 이름 그대로 질병이 일어나기 전에 미리 대처해 막는 학문이다. 그렇게 멋진 분이 해주시는 말씀이라 더욱 믿음이 갔다. 그렇게 그분에게 이끌려 나는 졸업 후에도 학교에 남아 예방학을 더 공부하기로 마음먹었다.

환자를 치료하는 일이나, 연구를 진행하는 모든 과정에서 스승으로부터 받는 영향은 매우 크다. 비단 학문만이 아니다. 삶의 가치관과 건강에 관한 의식적인 부분까지 내 삶에 영향을 미쳤다. 권 교수님은 90세가 넘은 연세에도 기억력이 좋고 배움을 게을리하지 않으셨다. 큰 키에 허리도 늘 꼿꼿하셨다. 항상 강조하던 말씀이 '가르치는 재미보다 배우는 재미가 더 중요하다'였다. 생각해보면 지금 내가 중요하게 생각하는 모든 말이 존경하는 스승님의 말씀이고, 이미 많은 후학들이 믿고 따랐던 말이다.

'우리는 예수가 이웃에 살아도 모른다'는 말이 있다. 인생을 살면서 좋은 자극과 영향을 주는 사람을 만나는 것은 매우 중요한 일이다. 하지만 모두 다 그런 행운을 얻는 것은 아닌 듯하다. 내 경우는 롤모델이 근접한 자리에 있었고, 나는 이 분과 더불어 성장하는 행운을 누렸다.

그 당시 교수님께 배운 우리 반은 103명이었는데, 그중에서 졸업 후에 예방학을 전공한 사람은 유일하게 나 하나뿐이었다. 똑같은 스승의 이야기를 듣고 수업을 들었지만 이 학문의 귀중함을 느끼고 받아들인 사람이 한 사람밖에 없다는 뜻이기도 하다.

나는 서울대 의대 졸업 후 예방의학 석사과정을 마치고, 1970년 미국으로 와서 내과, 방사선 및 핵의학 수련을 마쳤다.

당시 나는 존스홉킨스 대학병원 내과에 소속되었다. 기초학과인 예방학을 전공하려면 반드시 내과 과정을 마쳐야 하기 때문이다. 그리고 그곳에서 신세계를 발견하는 행운을 갖게 되었다.

"고든, 이게 정말 사람의 내장이란 말이야?"

덴마크 출신의 고든은 대학 입학 선물로 부모님께 받은 낡은 체크무늬 셔츠를 항상 입고 다니는 펠로우였다. 치프chief 레지던트를 때로는 펠로우fellow라 하고, 경우에 따라 한국에서는 임상강사라고도 한다. 고든은 호기심이 많은 친구여서, 같이 식사를 하거나 음료를 마실 때면 틈틈이 상상력을 발휘해 재미있는 이야기를 들려주곤 했다. 나와 비슷한 구석이 많아 잘 맞는 동료였다.

"의신, 그렇다니까. 이번에 영국에서 처음으로 만든 정밀기계인데 학술회의에서 첫선을 보일 예정이야."

1971년 내과 과정을 밟는 중간에 엑스레이 단층촬영 CT가 처음으로 모습을 드러냈다. 방사선과 전문의 수련을 마치고 간 워싱턴대학은 미국에서도 5번째로 큰 의과대학으로, 특히 영상학과 내과학이 세계적인 수준이라고 알려진 곳이었다. 마침 영국에서 나온 새로운 기계를 테스트하는 역사적인 자리에 펠로우 자격으로 내가 있었다.

만사에 성공을 하려면 운때가 좋아야 한다. 그리고 운을 자신과 맞추기 위해서는, 필요한 장소에서 준비된 상태로 기다리고 있어야 찾아온 기회를 낚아챌 수 있다. 만약 내가 다른 과에 있었거나 미국의 다른 대학에 있었더라면 그 영상기계를 보고 감탄할 기회를 놓쳤을지 모른다.

 남들이 다 하는 것을 해서는 새로움을 창조하기 힘들다. 학문에서의 '새로움'은 '유행'과 성격이 달라서 싫증 내지 않고 주변과 함께 하나를 오래, 그리고 깊숙이 파헤쳐야만 하나의 역사를 만들 수 있다. 학문에서 선구자가 되려면 우선 그 자리에 있는 사람을 만나야 한다. 돌이켜 보면 나는 정말 운이 좋은 사나이다. 나에게 찾아온 행운을 손에 쥘 만반의 준비를 끝낸 뒤였으니까 말이다. 정확한 시간과 장소에서 나는 기회를 잡았다.

 "의신, CT는 정말 희한해. 대장과 간, 폐, 위, 자궁까지 몸을 열기 전에 미리 볼 수 있으니까. 앞으로 방사선학적 진단이 매우 중요한 역할을 하겠어."

 CT 사진을 보는 나의 눈은 황홀경에 빠져 있었다. 고든의 흥분된 목소리가 제대로 들리지 않을 정도로 말이다. 나는 가뜩이나 그림을 좋아하는데, 수술을 하지 않고도 사람의 내장을 훤히 볼 수 있는 사진이 나왔으니 마냥 신기할 뿐이었다. 그리고 생각했다.

 '아, 나는 앞으로 이걸 공부해야겠구나.'

 그러한 그림을 머릿속에 떠올리며 그 길로 나는 방사선학에 입문했다. 막상 방사선학을 시작하기는 했지만 사진을 통해 환자의 상태를 진단하기만 하니 뭔가 답답했다. 사람을 직접 다루지 않으니 부족함이 느껴진 것이다. 그래서 사진을 읽는 것으로 환자를 돌보기 위해서는 일반의보다 몇 배 더 섬세해야 한다.

"고든, 나는 이것만 갖고는 병에 대한 근본적인 이해가 안 돼. 환자에게도 직접적인 도움이 안 되는 것 같고."

어느 날 나는 고든에게 이렇게 털어놓았다. 이런 나의 고충을 누군가 엿듣기라도 한 것처럼 내과의 새로운 분과인 '핵의학'이 생겼다. 핵의학은 동위원소라는 방사성 물질을 사용해서 진단과 치료를 하는 학문이다. 1973년에 출발한 학문으로, 완전히 새로운 분야이다 보니 하루가 멀다 하고 새로운 물질과 새로운 기술이 나와서 의사들도 정확히 알 수 없을 정도다.

게다가 일반인들은 '핵의학'이라는 이름만 들어도 무서운 것인 줄 안다. 그런데 핵이 생활과 의학 분야에서는 엄청나게 큰 도움을 준다. 핵 발전소가 에너지를 값싸고 안전하게 공급하는 것과 마찬가지다. 잘만 활용하면 이로운 물질인데 어쩌다가 한 번이라도 실수를 저지르면 사람들은 곧바로 없애야 한다고 감정적으로 반응한다. 위험성을 알고 미리 철저하게 대비해 최대한 잘 사용하면 된다. 이것은 독을 이용해 몸의 병을 치유하는 것과 같은 이치다.

"아버지, 선진국의 과학 발전은 정말 대단합니다. 신체를 훼손하지 않고도 몸속의 장기를 들여다보는 기계가 나왔어요. 후에 이 의료장비가 우리나라에도 들어가게 될 거고요. 저는 한발 앞서 핵의학을 공부해 볼 참입니다. 제 생각대로라면 조직검사에 의존하던 기존의 진단과 치료의 한계를 방사선학적 진단으로 극복할 수 있을 것 같아요. 이 기계를 이용하면 임상단계에서 진단하고 치료를 계획할 수 있으니까요. 암 발견과 치료에 중심이 되는 거죠."

나는 아버지께 편지를 써서 내가 매진하고 싶은 분야에 대해 설명해드렸다. 당시에는 살아 있는 환자의 장기를 들여다보고 질병의 성질이 어떨지 이야기할 수 있다는 것 자체가 매우 획기적인 일이었다. 하지만 아버지는 '사진이나 보는 일이 사람들에게 얼마나 도움을 주겠느냐'고 반문하시며 나의 이야기에 반신반의하셨다.

암에 관한 공부를 하다 보니, 면역력이 떨어지면 자주 재발한다는 사실을 알게 되었고, 나는 자연스럽게 면역학에 관심을 갖기 시작했다. 면역학은 체질 연구와 비슷해서 매우 흥미로웠다. 그래서 나는 면역학자에게 좀더 배우기 위해 미국에 온 지 7년 만에 거주지를 렉싱턴으로 옮겼다. 켄터키대학교 의과대학에서 조교수와 부교수로 재직하고 있던 데이비드 골든버그 David Goldenberg라는 면역학자를 만나기 위해서였다.

골든버그 박사는 세계적으로 유명한 면역학자였고, 나는 그와 함께 3년 동안 연구에 매진했다. 당시 면역학 분야와 관련된 진단 및 치료법을 개발해 발표했고, 각종 학술지에 소개되면서 골든버그 박사와 나는 유명해졌다. 소위 '표적치료의 선구자'라는 타이틀을 얻게 된 계기였다.

핵의학 전문의들은 내분비 기관, 특히 갑상선 분야의 전문가가 된다. 암세포의 조직을 분석해보면 여러 가지 물질이 나오는데, 그 물질에 동위원소를 붙여 위치를 확인한다. 암이 좋아하는 가짜 설탕이나 장암에서 만든 항체를 붙이는 방법으로, 암의 크기와 활성 정도를 알아낼 수 있어서 세계인의 이목이 집중되었다.

암세포에 동위원소를 붙이는 원리는 다음과 같다. 먼저 항원과 항체에 대해 간단히 설명해야겠다. 항원은 생체 속에 침입하여 항체를 형성하게 하는 단백질이다. 세균이나 독소 따위가 항원이다. 반면 항체는 항원의 자극에 의하여 생체 내에 만들어져 특이하게 항원과 결합하는 단백질이다. 우리 몸에 그 항원에 대한 면역성이나 과민성을 준다. 쉽게 말해 '항원'에 저항하는 물질이 '항체'인데, 항원과 항체는 자석의 마이너스극과 플러스극처럼 서로 붙는 성질이 있다. 그 지점에 방사선을 쪼여서 암세포를 죽이는 것이다.

그후 1980년에 엠디 앤더슨으로부터 러브콜을 받았고, 1983년에는 종신 정교수로 발령이 났다. 나는 엠디 앤더슨 암센터에서 물리학자인 개리 왕Gery Wang 교수, 내과 과장 톰 헤이니Tom Heiney 교수와 공동연구를 해서 질병 진단에 쓰이는 복합형 영상기계를 개발했다. 형태학적 기계와 기능학적 기계를 하이브리드형으로 융합시켜 만들었는데, 상도 많이 받고 인정도 많이 받았다.

"흉부 CT 결과 1.7×0.9cm 크기의 덩어리가 우측 하부 폐정맥 바로 아래 우측 심장 경계 부위에서 발견되었습니다. PET 사진에도 같은 부위에 항진된 대사병변이 있고요. 혈청 검사 결과 수치는 정상입니다."

35년간 흡연을 한 57세 대기업 회장의 폐암 진단 브리핑이 계속됐다. 핵의학과 의사들은 피검사를 비롯해 여러 가지 검사결과를 종합해 그것을 근거로 환자의 증상이 어떤지, 그래서 어떤 방법을 적용하는 것이 좋을지에 관한 의견을 제시했다.

"일단 2가지 항암제로 치료를 시작하고, 환자 상태에 따라 과다분할 방사선치료를 VP·16과 카보플라틴 Carboplatin 항암치료와 동시에 들어가죠. 환자의 복부통증은 메타돈 Methadone 으로 조절하고요."

핵의학과 의사의 의견을 듣고 의사들이 본격적인 진료에 들어간다. 예나 지금이나 병원은 전문자료를 최대한 구비하고, 여러 분야의 전문 의료진을 구축해 오진을 최소화하는 노력을 해왔다. 하지만 제 아무리 의료기구가 발달해도 종합적으로 결과를 추출하는 것은 오로지 의사의 이성과 눈, 그리고 촉뿐이다. 물론 진단을 하고 치료방침을 세울 수 있는 근거는 모두 사진에서 비롯된다. 갑상선 치료의 경우에는 환자들을 직접 만나지만, 핵의학과는 주로 의사들을 돕는 학과다.

교회에서 목사님 설교에 아무리 큰 감명을 받았다고 해도, 모든 사람이 그것을 실천으로 옮기지는 않는다. 피가 되고 살이 되는 말도 그냥 듣는 것으로 끝나는 경우가 많다. 그러니 어떻게 듣느냐보다는 어떻게 실천하느냐가 중요하다. 아무리 스승이 훌륭해도 받아들이는 태도가 부족해서 뜻을 세우고 실천하지 못한다면, 그 인생은 스승이 없는 것과 다름없다. 또한 스승이 바다와 같은 지식을 펼치는 것은 좋지만, 자칫 자기 자랑에 빠지면 제자에게 신선한 자극과 좋은 영향력을 줄 수 없다.

내가 학생이었던 1960년대만 해도 성적이 뛰어난 학생들은 거의

다 외과에 지원했다. 외과는 이미 축적된 데이터를 가진 학과이고, 당시에는 그렇게 의사가 되는 게 당연한 수순이었다. 그래야 나중에 병원장이나 병원 내에서 영향력 있는 자리에 오를 수 있었기 때문이다. 생소한 생리학, 생화학, 예방학을 전공한다고 하면, 그를 공부하기 싫어하는 사람, 돈이나 명성에 관심이 없는 사람으로 봤다. 하긴 돈을 잘 벌 수 있는 과가 아니니 실제로 그 말도 틀린 말은 아닌 것 같다.

남들보다 한발 앞서 예방학을 열정적으로 전파해주신 권이혁 교수님이 안 계셨다면 지금의 나는 상상할 수도 없다. 그분의 학문에 반해 미국 유학길에 올랐고, 여러 대학에서 내과, 영상의학과, 핵의학과 전문의 자격을 취득했다.

새로운 학문의 매력은 무궁무진한 논문을 쓸 수 있다는 데 있었다. 나는 30년이 넘는 시간 동안, 핵의학과 방사선학 및 종양학 관련 교과서 저술은 물론 350여 편의 과학 논문을 쓸 수 있었다. 아무도 개척하지 않은 미지의 분야라서 가능했던 일이다. 외과처럼 이미 데이터가 많은 과를 선택했더라면 만들 수 없는 기록이었다. 새로운 주제로 논문을 쓸 때마다 나는 매번 자신의 기록을 경신하는 마라톤 선수의 기분을 느꼈다. 지난한 작업을 거쳐 논문 집필을 마칠 때는, 또 한번 완주했다는 성취감과 뿌듯함이 이루 말할 수 없을 정도로 기뻤다.

미국 대학은 7년마다 교수 자격을 재심사하는데, 나 역시 7년마다 엄격한 검증을 받았다. 현재 운신하고 있는 캘리포니아대학교에서도 마찬가지다. 나는 이런 제도가 교수들로 하여금 더욱더 연구에 매진하도록 돕는 것 같아서 훌륭하다고 생각한다. 사람이라면 누구나 나태해질 수 있고, 그런 부분을 제도로 방지해주니까 말이다. 한국에서도 이런 시스템이 세심하게 보강되어야 한다고 생각한다.

아무리 거센 물살도 앞선 물결 뒤로 다음 물결이 몰아친다. 시대와 세대는 단절되어서는 안 된다. 서로 튼튼하게 연결되어야 문제가 생기지 않는다. 당장 우리 옆에 있는 스승을, 선구자를 못 알아보고 있는 것은 아닌가? 그들을 알아볼 수 있는 눈과 자세, 늘 준비된 마음이 필요하다. 나는 스승을 통해 옛것을 지키고 새것을 응용하는 자세를 배웠다.

암치료와
인문학의 상관관계

모든 의사는 환자의 병이 어떤 병인지 진단한 후에 그에 따라 적합한 치료활동을 결정한다. 어떤 사람은 약으로 치료해도 되지만, 어떤 사람은 수술을 해야만 한다. 또 어떤 경우는 2가지를 다 해야 한다. 의사는 환자들이 호소하는 아픔을 종합적으로 분석해 최종적으로 결정을 내린다. 그런데 약으로 해도 될 치료를 수술을 해야만 병이 호전된다고 통보하듯이 말하는 경우가 있다. 사실 병원 입장에서 보면 수술 환자를 받는 것이 재정적으로 도움이 될수 있다.

어쨌거나 그런 이유로 어지간하면 수술로 해결하는 시절이 있었다. 때문에 오래 전에는 한국의 암환자들이 대부분 수술을 받았다. 수술을 한다고 해도 병이 재발하지 않는다는 보장은 없다. 암의 경우

1~2년 안에 재발하는 일이 다반사다.

현대인의 암은 '국소병'이 아니라 '전신병'이다. 눈에 보이지 않는 암세포가 온몸을 돌아다니다가 다른 곳에 자리를 잡는다. 앞에서도 여러 번 말했듯이, 나는 이런 현상을 '암이 또 다른 집을 짓는다'고 표현한다. 가령 갑상선이나 유방의 종양을 제거하는 수술을 했다고 치자. 암의 입장에서는 자신이 살던 집이 없어졌기 때문에 폐나 뼈 등 이웃 동네로 이사를 간다. 요즘은 이런 암의 성질을 잘 파악해 성질이 고약하고 힘이 센 놈은 처음부터 수술로 제거하지 않고 우선 방사선으로 살살 달랜다. 그런데 이 방법이 늘 최선이라고도 할 수 없다.

아직까지 암에 대한 정확한 치료법은 발견되지 않았다. 때문에 암이라는 병에 대한 끊임없는 연구와 노력이 필요하다. 그래서 의사들도 환자들에게 수술을 하면 암이 깨끗하게 제거된다는 말을 하기 어렵다. 암은 재발할 확률이 높고, 환자의 의지에 따라 예후에 큰 차이를 보이기 때문이다. 간혹 절망 속에서 희망이 솟아나는 기적이 나타나기도 하지만, 그렇다고 기적만을 바랄 수는 없으니 의사와 환자가 더더욱 합심해야 한다.

환자와 의사 모두 암을 다스리는 방법을 열심히 공부하고 실천하는 수밖에 없다. 여기서 쓴소리를 한마디 하자면, 어떤 의사들은 배우려는 의지가 별로 없는 것 같아 안타깝다. 온종일 환자 보기도 바쁜데, 언제 시간을 내어 강의를 듣고 학술회의에 참여하느냐고 불평하는 것이다. 하지만 의사라면 없는 시간이라도 쪼개어 강의에 참석하고, 끊임없이 새로운 정보를 습득하고 공부해야 한다.

훌륭한 학자는 날마다 부단히 실력을 연마하고 스스로를 성찰한다. 또한 언제 어디서나 눈과 귀를 열어 새로운 지식을 접하는 일에 게으름을 부리지 않는다. 어떤 상황에서든 배움을 멈추지 않는 자세가 중요하다. 의사라면 기본적으로 훌륭한 학자가 되어야 한다. 그래야 자신의 소명을 향해 나아갈 수 있다.

지질학부터 미디어까지 이 세상의 모든 학문이 암과 연결된다.
"교수님, 이해가 잘 안 되는데요. 암과 인문학이 대체 무슨 상관인가요?"
한 젊은 의학도가 내게 이런 질문을 한 적이 있다.
"학생은 인문학 공부가 암치료와 무슨 상관이 있느냐고 묻는 것이죠? 상관이 많아요. 생각해보세요. 요즘 왜 이렇게 암이라는 질병이 기승을 부릴까요? 단순히 인스턴트식품을 즐겨 먹는 식습관 때문일까요? 과도하게 섭취한 특정 영양소나 불균형한 영양상태 때문일까요? 그렇다면 옛날에는 요즘과 비교해서 영양섭취가 불균형하거나 부실한 사람이 훨씬 더 많았는데, 왜 암환자가 적었을까요? 왜 이렇게 심각한 상황이 되었을까요? 왜 그런지 생각해봤어요? 심리학, 종교, 철학 등이 우리 삶의 방식을 좌우한다면, 몸과 마음의 병 역시 거기에서부터 고칠 방법을 찾아봐야 합니다."

나는 새롭게 떠오르는 최신의 학설들을 주의 깊게 살펴보는 편이다. 또한 일반대중을 위한 인문학 수업에도 관심이 많다. 이 모든 것이 암과 연관된 주요한 자료가 될 수 있기 때문이다. 서울대병원 의학역사문화원에서는 한 달에 한 번씩 강사를 모시고 인문학 수업을 하는데 누구나 들을 수 있는 좋은 강의다. 그런데 그렇게 유익한 강의에 의사들은 거의 참석하지 않는다.

사람은 무슨 생각을 하느냐에 따라 신체의 반응이 달라진다. 우리 몸은 기분 상태에 따라 분비되는 물질이 다른데, 기분 좋은 생각을 하면 자연스럽게 면역력을 증가시키는 호르몬이 분비된다. 현대인의 질병 대다수가 스트레스에서 기인한다는 것은 이미 누구나 알고 있는 사실이다. 그런데 그 스트레스는 어디에서 올까? 사회생활을 하면서 스트레스를 전혀 안 받을 수는 없을 것이다.

암은 여전히 매우 힘이 센 현대병이다. 정확한 원인이 밝혀진 것은 아니지만, 상식적인 수준에서 통용되는 '생활습관의 문제'들은 누구나 알고 있다. 잘못된 식습관, 과음, 운동부족 같은 것 말이다. 예를 들어 음주를 과도하게 하고 업무에서 받는 스트레스가 심한 사람이 암에 걸렸다면, 이런 생활에서 벗어나려는 의지를 가져야 한다. 이미 적을 알고 있다면 적의 힘을 약화시키는 방법을 찾는 것이 현명한 길이 아닌가. 그래서 나는 절망이나 비관보다는 꺼져가는 희망이라도 애써 그 불씨를 잘 살릴 방도를 찾아 책을 읽고 공부해야 한다고 환자들에게 조언한다.

먼저 자신의 정신을 건강하게 만들어 육체를 제대로 다스릴 여유를 되찾아야 한다는 말이다. 암을 일으키는 요소는 무궁무진해서 모두 밝혀낸다는 것은 사실상 불가능에 가까운 일이다. 다만 암에 걸릴 확률이 높은 사람이 있다. 집안에 폐암으로 죽은 사람이 있다면 자신도 폐암을 의심해봐야 한다. 폐암 가족력이 있는 사람이 담배를 피우면 보통 사람보다 4~6배 정도 폐암에 걸릴 확률이 높다는 통계가 있다. 이 사실을 알면서도 담배를 끊지 못하는 사람들이 있다. 의사 입장에서 보면 매우 안타까운 일이다. 간접흡연 또한 문제다. 자기 생명에 대한 결정권을 갖는 것은 상관없지만, 흡연이 옆 사람에게까지 피해를 주어서는 안 된다.

나 혼자서만 건강을 챙긴다고 아무리 노력해봐야 소용없다. 깊은 산속에서 칩거생활을 하는 사람이 아니라면, 이처럼 건강하지 못한 사회적 환경 속에서 온전한 건강을 누릴 수 없다.

환경과 건강의 연결고리를 잘 이해한다면 병에 대처하는 우리의 자세에 대해서 반성할 점은 무엇인지, 고쳐야 할 것은 무엇인지 알 수 있을 것이다.

함께 배우고
나누는 기쁨

　　　　　　　　　　　내가 여든이 넘도록 교수 생활을 그만두지 못하는 이유는, 가르치는 즐거움을 알아버린 탓이다. 그리고 그보다 더 큰 즐거움은 같이 배우고 나누는 것이다. 나이가 들면 아무래도 노화현상이 나타나 모든 면에서 위축되기 마련인데, 나는 갈수록 배움에서 얻는 자신감이 커진다. 반대로 모르는 것이 나오면 기가 죽는다. 특히 계속해서 새로운 이론이 나오고 기술이 발전하는 과학 계통에서 모르는 이론이나 학설을 접하면 학자로서 당연히 스스로 위축될 수밖에 없다. 수많은 컨퍼런스에서 새로운 학설들이 쏟아져나오니, 그것을 바로바로 흡수해 내 지식을 업그레이드시키지 않으면 남들과 말이 통하지 않는다. 그러니 일단 모르면 불안하다.

　물론 사람에 따라 성격이 다르지만, 나는 어려서부터 쉬운 문제보다 안 풀리는 수학 문제에 매달릴 때 더 큰 즐거움을 느끼곤 했다. 그런데 많은 사람들이 문제가 쉽게 안 풀리면 금세 흥미를 잃는다. 노력한 만큼의 성과가 빨리 나오지 않으니까 그냥 그만둔다. 하지만 남들이 다 그렇게 하더라도 과학 관련 학과의 재학생이나 졸업생은 그러면 안 된다. 할 수 있는 한 끝장을 볼 때까지 생각을 하고 또 해야 한다. 모르는 부분이 있다면 죽기 살기로 물고 늘어져야 한다.

그런데 여기에는 문화적인 차이도 영향을 미치는 것 같다. 1980년대 초반에 초청교수로 한국에 들어와 보니 한국의 교수들은 새로운 것을 배우려고 하지 않아서 매우 큰 충격을 받았다. 물론 지금은 많이 달라졌을 것이고 그 당시에도 모든 교수가 다 그랬다는 것은 아니지만, 내가 만난 교수들 중 꽤 많은 사람들이 새로운 이론을 배우고 받아들이는 데 게을렀다. 젊은이들이 싫어하는 소위 '꼰대'들이 많았다. 게다가 나이를 더 많이 먹었다는 이유로 존경을 요구하거나 대접받기를 바라는 모습도 자주 보았다. 한국에서는 교수가 되면 더는 올라갈 자리가 없어서 그런지 별로 치열하게 노력하지 않는 것 같다.

고여 있는 물은 썩는 게 당연하다. 나이가 들수록 배움을 멀리하고 게을리하면 결국 치고 올라오는 후배들에게 뒤처진다. 만약 배우는 재미를 아는 사람이었다면, 기꺼이 학문에 정진할 것이고 새로운 이론을 배우면서 기쁨을 발견할 것이다. 하지만 그렇지 못한 사람들이 교수 자리에 있으니 그것 또한 학생도 괴롭고 교수도 괴로운 일이 아닐까?

"L교수, 내가 이번에 자네 학교에서 핵의학 강의를 했는데, 왜 참석 안 했어?"

1990년대 중반쯤, 강의하러 한국에 잠시 들어왔을 때다. 당시 내 동문들은 대부분 과장 직급을 달고 병원 내에서 꽤 높은 자리에 올라가 있었다. 그런데 새로운 암 치료법에 대한 선진 기술을 소개하는 내 강의에 아무도 참석하지 않은 것이다. 당시 핵의학은 한국에서 접하기 어려운 선진 의학이었기 때문에, 나름대로는 특별한 수업이라 자부했는데 학생들만 대거 참석한 것이다. 그리고 돌아오는 대답은 더욱 기가 막혔다.

"야, 교수 체면에 역으로 질문을 받았을 때 대답 못 하면 창피하잖아." 미국은 한국에 비해서 토론문화가 활성화되어 있는데, 내 생각에는 그 이유가 나이와 서열의 구분이 적은 영어의 특성 때문인 것 같다. 하지만 우리의 경우 연배가 높은 사람에게 반론을 제기하거나 질문을 던지는 것을 무례하다고 배웠기 때문에, 탁구공이 오가듯이 의견을 주거니 받거니 하기가 쉽지 않다. "어린 게 버릇없이!" 하는 소리만 들을 게 뻔하니까 말이다. 하지만 미국에서는 교수와 제자, 선배와 후배가 서로에게 자극이 되는 말을 활발하게 주고받는다.

해묵은 이론만 고집하고 새로운 것을 배우지 않으면 나이와 상관없이 꼰대가 된다. 질문을 받을까 봐 강의에 참석하지 않았다는 친구의 말을 듣고 나는 적잖이 실망했다. 이것은 비단 한 대학에서만의 문제가 아니다.

건강할 때 준비해두는
나의 유언장

부활절을 맞아 거리와 사람들의 표정이 밝고 건강하다. 부활절은 예수가 십자가에 못 박혀 죽은 지 3일째에 다시 살아난 것을 축하하는 날이다. 교회에서 예배를 드리고 생명을 상징하는 부활절 계란을 사람들과 살뜰하게 나눠 먹었다. 닭이 알을 낳듯, 그리고 알에서 병아리가 나오듯, 우리는 생물학적인 이유를 떠나 예수의 죽음으로 한 번의 생명을 더 얻었다.

처음에는 제자들이 예수의 뒤를 따르면서도 별다른 믿음이 없었다. 그저 예수가 보여주는 기적이 '그의 특별한 재주'라고 생각했고 그가 죽자 몹시 실망했다. 하지만 예수가 초자연적인 힘으로 다시 살아나자 하나님의 아들, 즉 신으로 믿기 시작했다.

나는 성경을 읽을 때마다 예수가 죽음을 비관하거나 두려워하지 않는 모습에 감탄했다. 오랜 세월 미국에서 생활하며 느낀 점은, 한국과 미국 두 나라 사람들이 죽음을 대하는 태도가 엄청나게 다르다는 것이다. 우리가 죽은 이를 보내는 절차를 '장례식'이라고 할 때, 미국 사람들은 '천국 환송식'이라고 부른다. 죽음 뒤에 천국이 열린다고 믿기 때문이다.

"우리 천국에서, 거기서 만나자."

죽음이 삶의 일부로 편안하게 편입된 모습이 여유로워 보인다. 문득 아버지의 마지막이 떠올랐다.

"따르릉!"

정원에 나가 동이 터오는 하늘을 뒤로하고 텃밭에 물을 줄 때였다. 한국에서 수화기를 통해 전해지는 아버지의 목소리는 새벽이슬을 맞은 대지처럼 담대하고 평온했다.

"아버지, 이렇게 이른 시간에 웬일이세요? 어제도 잠을 못 주무셨어요?"

"의신아, 내가 아무래도 더는 살기가 힘들 것 같구나. 그래서 마지막 말을 너에게 남긴다. 형제간에 우애 있게 잘 지내고, 예수 잘 믿고, 나 떠나보내고 남을 네 어머니를 살아 계실 동안 잘 보살펴드려라. 이왕이면 날씨가 좋은 캘리포니아 여동생 집에서 보살피면 좋겠다."

가슴에 커다란 해일이 박히기라도 한 것처럼 눈물이 왈칵 쏟아져 말이 잘 나오지 않았다. 수화기를 잡은 손이 가만히 흔들렸다. 아버지의 말씀이 이어졌다.

"마지막으로, 우리가 천국에서 다 함께 만날 테니까, 내가 기다릴 테니까, 잘 살고 와라. 부디 잘 살아라."

9년 전 아버지는 돌아가시기 하루 전날 나에게 이렇게 유언을 남기셨다. 다음날 90세의 연세로 돌아가셨다. 학교라고는 겨우 초등학교만 나온 분이지만 평생 믿음이 각별하셨다. 그래서 마지막까지 장남에게 당신이 믿는 천국을 이야기할 수 있었을 것이다.

아버지는 당신의 자식들을 모두 키워 외지로 보낸 뒤에, 전 재산을 털어 옛 건물을 개보수해 아예 새 교회를 지을 정도로 독실한 크리스천이었다. 군산에서 성장한 자식들이 모두 서울에 올라와 공부를 마치고 사회인이 되도록 아버지는 고향을 떠나지 않으셨다. 모두 교회 때문이었다.

"아버지, 서울에 세간을 마련할 테니 편하게 자식들 곁에서 생활하세요. 여기는 병원도 가깝고 지내기도 편하실 겁니다."

"일없다."

부동산 시세에 눈이 밝은 주위 사람들이, 지금 서울에 땅을 사두면 금방 값이 오를 거라고 귀띔을 해주어도 아버지는 '재테크가 어느 집 똥개 이름이냐?' 하는 표정으로 고개를 돌리셨다. 아버지가 결혼하고 새로운 터전을 일궈낸 곳이 군산이다. 지금 생각하면 그곳에서 장로로 57년간 검소하게 생활하신 분에게 서울의 혜택이 뭐 그렇게 대단한 유혹이었을까 싶다.

함께 전쟁을 겪었던 순박한 교인들과 평생 손바느질로 옷을 깁듯 소중하게 교회 살림을 꾸려나가셨다. 제법 오랜 시간 미국에서 기독교 사회의 분위기를 만끽한 내게도 아버지가 계셨던 교회는 특별하게 기억된다. 오래전에 세상을 떠나신 초기 목사님 역시 믿음이 유난히 순수하고 맑아 어린 나이에도 그분 앞에서 고개가 절로 숙여지곤 했다. 오직 믿음과 사랑으로 인류를 사랑하다 세상을 떠나는 분들이 계셔서 죽음이 숭고하게 느껴진다.

"모두 유익한 시간이었니?"
"네, 아버지 말씀대로 공증까지 마쳤어요."
"저희도 끝냈습니다. 유언장을 쓰고 나니 새삼 제 인생의 새로운 페이지가 시작된 것 같아요."
아들 내외는 물론 딸 내외까지 모처럼 상기된 표정으로 가족 식사 자리에서 얼굴을 마주했다. 어느새 손자가 몰라보게 커서 재롱을 부린다. 모두 함박웃음이다.
미국은 주마다 행정 절차와 양식이 달라서, 다른 주로 이사를 하면 이것저것 해야 할 일이 많다. 유언장도 마찬가지다. 주마다 유언장의 집행 방식이 다르기 때문에 형식에 맞춰 내용을 다시 써야 한다. 마침 캘리포니아주로 이사를 한 우리 부부는 '넘어진 김에 쉬어간다'는 속담처럼 유언장을 수정했다. 우리 부부는 물론 자식들도 모두 유언장 수정에 동참했다.
나는 자식들에게 젊은 나이부터 유언장을 쓰게 했다. 미국 사람들은 워낙 자신의 삶을 자신이 원하는 방식대로 살아가고 그 마무리 역시 스스로 결정하기 때문에, 젊어서부터 유언장을 써두는 사람들이 매우 많다.

모든 일에는 준비가 필요하다. 사회인이 될 준비, 부모가 될 준비, 그리고 죽음을 맞을 준비까지. 준비된 삶은 준비된 죽음과 궁합이 잘 맞는다.

한국 사람들은 유언장이라고 하면 자손에게 나눠줄 재산이 있는 사람들만 쓴다고 생각하는 것 같다. 하지만 그렇지 않다. 특히 9·11 사건 이후 뉴욕을 중심으로 유언장을 작성하는 젊은이들이 늘었다는 보도가 있었다. 따로 변호사를 고용할 수 없는 사람들을 위한 제도도 마련되어 있어서 자원봉사 법률 보조인 사무실에 가면, 변호사의 입회하에 유언장을 작성하고 이를 공증하는 사람에게 제출할 수 있다. 우리 부부처럼 이사하면서 수정할 수도 있고, 가정에 아기가 태어나면 유언장을 업데이트하기도 한다. 부모가 유언장을 작성하는 것을 보면서 자란 아이들은, 어려서부터 삶과 죽음이 별개가 아니라는 것, 그리고 죽음은 누구나 준비해야 할 보편적인 현상이라는 것을 배우고 인식한다.

유언장을 작성하는 이유는 후손들에게 나의 가치를 남기기 위해서다. 그리고 다가올 죽음을 잘 맞이하고 싶어서다. 동시에 남은 생을 좀 더 가치 있게 가꾸기 위해서기도 하다. 그런 의미에서 나는 암 환자는 물론이고 모든 사람에게 유언장 쓰기를 권한다.

새삼 내가 쓴 유언장을 돌아보지 않을 수 없다. 아무래도 직업이 의사라서 병과 관련해 세부적인 명시가 들어 있다.

"만약 나에게 불치병이 왔을 때 치료에 매달리지 말고 편안하게 죽을 수 있도록 조치해다오."

이 말 속에는 모든 치료를 중단하고 편안하게 죽을 권리를 보장받고 싶은 마음이 담겨 있다. 불치병을 판단하는 기준은 의사에게 있다. 특히 환자가 치매에 걸리거나 의식을 잃어 판단력이 없을 때, 남겨진 가족들이 곤란해지는 경우를 종종 보았다. 자식과 배우자에게 주는 부담은 물론이고 사회적인 부담도 덜어주어야 한다는 게 내 생각이다. 내 또래의 사람들이 입을 모으듯, 젊어서의 재미가 지나가면 삶은 고역이다. 그렇게 즐거울 일이 없다.

가끔 '무엇이 가치 있고 행복한 삶일까?' 하고 혼자 골똘히 고민에 빠진다. 답은 그렇게 어렵지 않다. 결국 나와 주변 사람이 즐거워하고 기뻐하며 지난 생을 인정받는 삶이다.

잘 죽는 것 well dying이란 의학적, 정서적, 사회적, 영적인 요구가 충족되는 가운데, 통증과 두려움 없이 죽음을 맞이하는 것이다. 이는 죽음이 가까워짐을 인지하고, 무엇을 기대할 수 있는지를 아는 과정이며, 생리적(소화기 및 호흡기 기능 부전), 정신적(죽음을 받아들이는 과정), 심리적, 사회적(인간관계 단절) 죽음이 각각 다른 시기에 발생할 수 있다. 또한 잘 죽는다는 것은 가능한 한 충만한 삶을 살다가 생의 마지막 단계를 고통 없이 가족과 함께 맞이하는 것이다.

어떤 사람들은 집에서, 어떤 사람들은 병원이나 요양원에서 평온한 죽음을 원한다. 고대 그리스 철학자 아리스토텔레스는 "좋은 죽음은 잘 산 삶의 결과"라고 말했으며, 플라톤은 "철학은 죽음을 위한 훈련"이라고 표현했다. 살아 있을 때 자신의 장례식을 준비하는 것은 잘 살아온 삶을 축하하고, 사랑하는 이들과 작별인사를 나누는 과정이 될 수 있다. 이때 기억을 공유하거나 음악을 틀고, 개인적인 영상이나 사진을 활용할 수 있으며, 미리 초청장, 음식, 음악, 의미 있는 활동 등을 계획할 수도 있다.

아버지와의 마지막 통화를 떠올릴 때마다, 나는 아버지가 참 큰 분이라는 생각을 한다. 그래서 나의 자식들에게도 수시로 할아버지가 하셨던 생전의 말씀과 모습을 떠올려 들려주곤 한다.

나는 가족들 앞에서 웃으며 죽어야겠다는 생각을 종종 한다. 태어날 때 인간은 모두 울음을 터트려 세상에 왔음을 알렸다. 그러니 마지막은 잘 살다가 간다고 웃으며 마감하고 싶다. 출생과 동시에 저 멀고 신비한 곳에서 죽음 역시 걸음을 떼고 나를 향해 걸어온다.

웃으며 생을 마감하기 위해서는 우선 스스로 건강해야 한다. 마음의 준비 없이 약물치료로 정신이 흐릿한 가운데 가족, 벗, 동료들과 헤어지는 환자들을 보면 참 안타깝다. 힘든 치료과정 속에서 잘 먹지 못하면 환각증상이 생기기도 하는데, 그 환각증상 때문에 사랑하는 가족들에게 고함을 지르는 환자들 역시 많이 보았다. 그렇게 죽어가는 사람들을 볼 때마다 '나는 저렇게 죽으면 안 되겠구나' 하고 생각한다.

우리가 건강할 때 유서를 준비해야 하는 이유는 죽음에 순서가 없기 때문이다. 질병뿐 아니라 갑작스러운 교통사고로 식물인간이 될 수도 있다. 요즘은 워낙 교통사고 사망자 수가 많지 않은가. 의식이 없는 상태에서 연명치료를 계속하게 되면, 남겨진 사람들에게 큰 짐이 된다. 그래서 나는 뇌사에 빠졌을 때 지체하지 말고 나를 보내달라는 유언을 남겼다.

요즘은 우리나라 사람들도 '사전연명의료의향서'라는 것을 쓴다고 한다. 회복이 불가능한 상태에 놓일 경우에 본인이 받을 치료의 범위를 미리 정해놓는 문서다. 무의미한 연명치료를 거부할 것을 서약하는 일종의 선언이다.

한국의 병원에서 보니, 자식들이 남들의 시선 때문에 의식 없는 부모의 상태를 연장하는 경우가 많았다. 내가 보기에는 참으로 안타까웠다. 썩어 없어지는 육체는 아무것도 아니다. 그분의 영혼이 어떻게 될지가 중요하다. 종교가 없는 사람들은 죽음과 함께 영혼도 끝난다고 생각하는데, 하나님을 믿는 나는 그렇게 생각하지 않는다. 몸이 떠나도 영혼은 남는다. 그래서 늘 가치 있는 삶을 고민하고 실천하려 애쓴다.

고생만 하고 살았는데 이제 좀 살 만하니까 죽게 되어 억울하다는 사람도 많고, 평생 뼈 빠지게 돈을 모았는데 그 돈을 한 푼도 못 쓰고 죽어서 아깝다는 사람도 많다. 이런 사람들이 젊어서부터 미리 유서를 써보고, 어떻게 살아야 할지 고민해보았다면 좀 달라지지 않았을까? 살면서 억울해할 일이 분명히 많이 줄어들었을 것이다.

나의 미국인 친구들은 힘든 치료과정을 거치고 마지막을 맞이할 때 대부분 얼굴에 평온함이 가득했다. 지켜보는 내내 고마운 마음이 들었다. 스스로 단식을 해서 깨끗한 죽음을 맞았다는 옛 선비들의 마음자리 역시 좋은 귀감이 된다. 개개인의 삶이 바뀌면 사회가 바뀐다. 죽음을 준비하는 성숙한 태도가 삶의 질을 높이고, 개개인의 삶의 질이 높아지면 사회 전체가 서로 신뢰할 수 있는 건강한 분위기로 변화될 수 있다.

타인에게
용기를 주는 삶

얼마 전에 전국경제인연합회의 초청을 받아 암과 질병에 관한 강연을 했다. 오전 7시에 시작한 조찬강연에 600여 명의 사장, 회장들이 새벽부터 움직였고 강연장은 만원이었다. 강연이 끝나자 수십 명이 질문하려고 손을 들었지만, 아쉽게도 다음 일정이 기다리고 있어서 이야기를 다 들을 수가 없었다. 안타까운 마음에 공개적으로 내 이메일 주소를 알려주고 자리를 빠져나왔다. 그날 밤 숙소에 돌아와 이메일 함을 열어보니, 아침 강연에서 나에게 하려고 한 질문들이 잔뜩 쌓여 있었다.

거의 대부분이 암으로 고생하는 주위 사람들에 대한 이야기였다. 부인이 남편을, 부모가 자식을 염려해 엠디 앤더슨으로 가서 치료를 받을 수 있는지 궁금해했다. '서울대병원에서 신약을 처방받을 방법이 있느냐'고 의논을 청하기도 했다. 아픈 이에 대한 질문을 제외하고 그 다음으로 많은 것은 장래의 직업 선택에 관한 고민이었다.

어떤 사람은 자기 조카가 미국에서 의과대학에 다니는데 어떤 과를 선택해야 할지 고민이라고 했다. 나는 최근에 생긴 과를 선택하라고 충고했다. 주류를 선택해서 최고가 되기에는 경쟁이 너무 심하니, 아무도 나서지 않아 앞으로 개척해야 할 것이 많은 영역에 들어서라고 충고했다. 이렇게 도움을 필요로 하는 분들에게 새벽 2시까지 자리에 앉아 골고루 정성껏 답장을 썼다.

힘들지만 내가 매번 이렇게 하는 이유는, 상대방을 도와주겠다는 마음 때문이기도 하지만 그게 전부는 아니다. 내 조언을 들은 사람들 중 단 몇 사람이라도, 내 도움을 받아 이제까지와는 다른 삶을 살았으면 하고 바라는 마음에서다. 그리고 그의 달라진 삶을 통해 또 다른 사람에게 좋은 영향력을 미치면 좋겠다. 그러면 그다음에는 그 사람도 다른 이에게 좋은 영향을 줄 게 아닌가? 그러면 잔잔한 물결이 퍼지듯이, 행복이 수평으로 퍼져나가는 셈이다. 지금 내가 하는 사소한 답장 한 줄이 그런 일을 만들어냈으면 하는 바람이다. 그러니까 책상 앞에 아무리 오래 앉아 있어도 나는 전혀 피로하지 않다. 그런데 신기하고도 이상한 것이 하나 있다. 한국 사람들에게 이렇게 답변을 보내주면, 일주일이 지나도록 누구 한 사람 고맙다는 답장이 없다. 확실히 이상한 일이 아닐 수 없다. 미국에서도 많은 이메일을 받지만, 내가 보낸 답장에 대해서 미국 사람들은 매우 신속하고 정확하게 고마움을 표시한다. 한 줄의 답변을 보내면 정성껏 쓴 두 줄의 감사인사가 돌아온다.

간혹 미국인 의사들이 뭔가 풀리지 않는 문제가 생기면 고민 끝에 내게 이메일을 보내 물어보는 경우도 있다. '어떤 환자가 상황이 이래서 이런 진단을 내렸는데 점점 문제가 커지고 있습니다. 어떻게 하면 좋을까요?' 하고 물으며 사진을 첨부해서 보내온다. 소홀히 답할 수 없는 문제이니만큼 밤새 고민하고 정성을 다해 소견을 보내면, 진심 어린 감사의 답장이 돌아온다.

그런데 우리나라 사람들의 경우는 다르다. 한국의 경영자들이 새벽부터 강연장을 찾는 모습에 감동을 받아 정성껏 답장을 썼지만, 내 조언이나 답변에 대해서 감사하다는 답장이 하나도 없다. 자신의 궁금증이 해소되었으니 볼일이 끝났다는 것인가?

솔직히 좀 실망스럽기도 하고 의아하기도 하다. 나는 뭔가 큰 것을 바라는 게 아니다. 그저 답변해주어서 고맙다는 인사말 정도면 충분하다. 그게 그렇게 어려운 일인가? 아니면, 정말 몰라서 그러는 것인가? 한국인 의사들 역시 예외는 아니다. 자기 환자를 도와달라고 매달리기에 최대한 고민해서 의견을 주면, 그냥 거기서 끝이다. 답장이 없다. 나는 나름대로 깊이 고민하고 정성을 다해 의견을 적어준 것인데, 그것을 몰라서 이렇게 매너 없는 행동을 하는 것일까? 내가 건넨 진심과 정성이 곧 신뢰가 되기 위해서는 받는 사람 역시 잘 받을 줄 알아야 한다.

속도전에 휘말린 사회이다 보니 나의 진심을 제대로 알아보는 사람이 별로 없다. 알아보지 못하니 행동에 변화가 없다. 그러나 나의 답장은 계속될 것이다. 언젠가 한 명이라도 다른 사람에게 꿈을 나눠 줄 것이라 믿기 때문이다. 그래서 절대 실망하지 않는다.

나에게 이런 희망을 심어주신 큰 선생님이 한 분 계시다. 바로 고故 고창순 선생님이다.

고창순 선생님은 한국 핵의학 분야의 창시자로, 오늘날 서울대학교 핵의학과가 세계적으로 두각을 나타내게 만든 공헌자다. 1960년부터 고창순 선생님이 주축이 되어 성장한 서울대병원 핵의학과는 최첨단 PET, PET·CT 등의 영상 검사기와 방사성 동위원소를 이용해 치료를 하고 있다. 국제적인 저널에 SCI(과학기술논문 색인지수)급 논문을 40편이나 발표해 전 세계 최고 수준을 자랑한다.

고창순 선생님은 김영삼 전 대통령의 주치의로 잘 알려져 있지만, 우리에겐 존경하는 스승이자 항상 긍정적인 태도로 격려해주고 후배들을 우선적으로 배려해준 형님이셨다. 거목과도 같았던 고창순 선생님 덕분에 나는 핵의학 전문의가 되었고 오늘날 이 자리에 있게 되었다.

고 선생님이 마지막으로 서울대병원에 입원해 계실 때였다. 내가 병실에 찾아갈 때마다 선생님은 환한 얼굴로 오히려 나를 격려해주셨다. 그리고 당신의 마지막을 예견하신 날은 나를 따로 부르셨다.

"김 교수, 그동안 후배들 신경 써줘서 고마웠네. 앞으로도 후배들 열심히 도와줘."

짧고 간결했지만 후배들에 대한 깊은 애정을 느낄 수 있었다. 아직도 손등을 두드리며 부탁하시던 모습이 눈에 선하다.

"김 교수, 이번에 그쪽으로 똘똘한 친구 2명을 보낼까 하는데 괜찮을까?"

"교수님이 보내시면 기회야 제가 만들면 되죠. 학교 추천서와 함께 어느 학기에 보내주실지 말씀해주세요."

인턴과 레지던트를 마치고 전문의 자격증 시험에 합격한 의사가 다른 병원에서 전문의로 추가 훈련을 받는 것을 펠로우라고 한다. 선생님은 미국에 있는 나에게 틈틈이 전화나 이메일을 통해 후배들의 진로나 그 밖의 문제에 대해 "자네라면 어떻게 하겠나." 하고 물으셨다. 특히 후배들의 진로에 대해서 늘 고민이 깊으셨는데, 그래서 미국의 병원으로 후배들을 많이 보내셨다. 핵의학 분야의 선진 학문을 배우게 해서 한국의 의학을 키우겠다는 목적 때문이었다.

어느덧 한국에서 온 의사 850여 명이 엠디 앤더슨에서 연수를 마쳤다. 나 역시 1명은 1년, 2명은 3개월이나 6개월씩, 한국의 교수뿐 아니라 수련의들에게 연수 기회를 열어주기 위해 나름 애를 썼다. 가끔은 미국에서 열리는 세계의학회에 참석했다가, 한 달 가까이 우리 병원에 머물며 핵의학을 배우고 가는 의사들도 있다.

나는 생전에 고 선생님이 나에게 전해주셨듯이 현장에서 필요한 낙천적인 에너지를 후배들에게 주려고 애썼다. 의사라는 직업이 돈을 벌기 위해 갖는 직업이 아니라 재미있어서 평생 할 수 있는 일이 되도록, 나의 경험을 많이 들려주었다. 낮은 의료수가 때문에 톱니바퀴처럼 숨가쁘게 돌아가는 한국의 병원에서는 결코 주고받을 수 없는 이야기들이었다.

나는 이런 '의사로서의 정신'을 공유하는 것이야말로 중요하다고 생각한다. 사실 국내외를 두루 경험하며 깨달은 것이기도 하다. 선배라서 어려워하다가도 나중에는 논문 준비에서 오는 답답함이나 진로문제, 결혼문제 등의 고민을 토로하는 후배들도 많았다. 사소한 것 같지만 강단에서 지식을 줄 때와 현장에서 경험을 줄 때는 받는 사람의 태도가 참 중요하다.

고창순 선생님은 매년 한 해의 마무리를 제자들과 목욕탕에서 하셨다. 그 정도로 후배들과 제자들에게 허물없이 정성을 쏟으셨다. 이렇게 눈과 입, 귀가 열린 의사가 되어야만 환자들을 위한 연구를 게을리하지 않는다는 것을 알고 계셨던 것 같다. 새해 첫날이면 100명도 넘는 제자들이 댁으로 우르르 몰려가 세배를 올린다는 얘기를 듣고 가슴이 뜨거워졌다.

게다가 고창순 선생님은 20대에 대장암, 50대에 십이지장암, 60대에 간암까지, 모두 3번의 암을 극복한 분이다. 직접 자신의 몸으로 암환자들에게 좋은 본을 만들어주셨다. 암에게 기죽지 않고 끝까지 환자를 진료했고, 돌아가시기 직전까지 배움을 게을리하지 않으셨다. 내가 서울대병원에서 강의를 하고 있으면, 댁에서 화상으로 강의에 참여하셨다. 그뿐 아니었다.

"김 교수님, 우리 후배들을 위해 애써주셔서 감사합니다. 오늘 강의에 대해 질문이 있습니다. 방금 말씀하신 미국의 새로운 핵영상학 이슈와 관련해서 좋은 사례가 있다면 듣고 싶군요."

꼼꼼하게 강의를 들은 다음에는 질문도 직접 하셨다. 80세까지 후배와 제자들이 하는 모든 컨퍼런스에 관심을 보여주셨다. 사랑이 없었다면 누구도 할 수 없는 일이다.

이처럼 끊임없이 노력하고 배움의 끈을 놓지 않는 선배가 후배들에게 주는 용기와 격려는 대단하다. 실천으로 보여주는 격려는 말로 하는 것과 비교도 안 된다. 고창순 선생님은 선견지명으로 각기 다른 나무들을 심어놓고, 후배들이 계절마다 다른 열매를 딸 수 있도록 안배하셨다. 그리고 늘 '다음 후배'를 위해 애써달라는 말을 아끼지 않으셨다.

죽음을 앞둔 그분의 얼굴이 그렇게 온화하고 평온할 수가 없었다. 세 번이나 찾아온 암에 휘둘리지 않고 끝까지 곁에서 배움과 응원을 주셨던 고창순 선생님의 아름다움을 후배 의사들이 잘 배우고 실천하면 좋겠다.

죽음을
두려워하지 않은 거인

과연 돈이 많으면 행복할까? 얼마나 많아야 행복할까? 프린스턴 대학의 한 연구팀이 평범한 가족을 대상으로 한 흥미로운 연구 결과를 발표했다. 2010년을 기준으로 가계 연소득 7만 5,000달러가 행복의 기준선이라는 것이다. 미국의 1인당 국민 평균소득은 5만 달러에 가까운데, 지역마다 차이가 있겠지만 연수입이 5~7만 달러 정도면 기본적인 생계문제를 해결하고 가끔 여가생활을 즐길 수 있다. 한마디로 남의 것을 욕심내지 않을 적당한 수준이다. 그 연구결과에 따르면, 가구당 1년에 7만 5,000달러의 소득은 '돈으로 행복을 가질 수 있는 소득'이고, 그 이상의 잉여소득은 행복에 영향을 주지 못한다는 것이다.

다른 사람의 행복과 나의 행복을 비교해서 불행하다고 생각하는 사람은, 돈이 아무리 많아져도 행복해질 가능성이 없다. 분수에 맞는 소득, 욕심 없이 내려놓을 수 있는 소득이 삶의 만족과 가족의 행복을 가져온다. 돈이라는 목표만 보고 뛰느라 삶을 돌아보지 못하는 우를 범해서는 안 되겠다.

이제까지 인간이 밝혀낸 암의 종류는 대략 500가지다. 크게 분류하면 20가지로 장기별 뇌암, 척추암, 폐암, 유방암 등의 분류가 가능하다. 그런데 암을 기적적으로 극복한 분이 계시다. 바로 한만청 선생님이다.

한만청 선생님은 서울대병원장에서 물러나신 후에 간에서 암을 발견했다. 당연히 서울대병원 의료진이 나서서 수술 스케줄을 고민하던 중에, 다른 병원에서 근무하는 후배 의사에게 수술을 받으셨다. "내 생명이 왔다 갔다 하는 판에 명분은 중요하지 않다. 누가 나를 잘 치료해줄 것인가만 생각하고 결정했다."고 했다. 초기 간암은 수술이 잘 되었는데, 안타깝게 2개월 후에 폐에 암세포가 잔뜩 퍼져버렸다.

지금도 그렇지만 간암이 폐로 전이되면 거기에 맞는 치료약이 별로 없다. 할 수 있는 것이 아무것도 없다는 말이다. 그런데도 후배들은 한 선생님을 고치려고 고심하고 또 고심했다. 그러고는 결국 5-FU fluorouracil와 시스플라틴 Cis-Platinum의 병합요법을 시행했다. 이것은 결장암이나 직장암에 쓰이는 항암제로, 간암의 전이암에 대한 효과는 미지수였다. 그런데 이 약을 쓰고 기적처럼 폐에 있던 암세포가 싹 사라졌다고 한다.

한 선생님은 당신의 상태를 가장 잘 알고, 연구를 많이 해 성과를 낼 의사를 환자 입장에서 고심해서 선택했다. 이분이 보통 배짱 있는 분이 아니라는 생각을 했다. 이후 한만청 선생님은 공부도 계속하시고, 운동으로 철저하게 자기관리를 하며 지내셨다. 이렇게 스스로를 야무지게 관리할 수 있는 사람들의 공통된 기질은, 바로 죽음을 두려워하지 않는다는 점이다.

한만청 선생님은 나보다 8년 위의 선배로 서울대병원 방사선과 과장을 하셨다. 그 당시 이미 서울대병원 방사선과를 세계 넘버원으로 만들겠다는 목표를 가지고 계셨다. 한 선생님 본인도 엄청나게 많은 논문을 썼지만, 후배들을 그야말로 달달 볶아 국제학회에 좋은 논문을 많이 발표하도록 했다. 늘 후배들에게 좋은 의사가 되도록 좋은 말로 자극을 주셨다.

"항상 네가 가기 전과 가고 난 후가 다르게 만들어라. 지금 하는 학문을 즐겨야 한다. 영상의학이 큰돈을 벌게 해주지는 않는다는 것은 이미 잘 알지? 그러나 재미있게 공부하면 개척하는 즐거움을 맛볼 수 있어." 1970년대 서울대 의대에서 영상의학과는 힘도 없고 가난한 과라는 인식이 컸다. 하지만 한만청 선생님은 영상기기를 통해 환자의 병을 가장 먼저 읽어내는 영상의학의 매력을 알아보고 국내의 미개척 분야를 개척한 분이다. 하버드대학교에서 영상의학을 공부하고 한국에 들어와 후배들을 하버드대학교와 엠디 앤더슨 등의 최첨단 병원으로 보내며 반드시 임무를 줬다. 예컨대 "거기 가면 영상의학 분야가 세부 전문화되어 있을 터이니 이 부분을 더 신경 써서 배워라.", "너는 이런 페이퍼를 써보고, 영어는 반드시 껌을 씹듯 완벽하게 구사할 때까지 연습해라." 등 독재자 같은 카리스마가 있었다. 그래서 그런지 서울대 영상의학과는 최고 수준의 SCI급 논문을 1년에 150편씩 내고 있다. 결과적으로 서울대 영상의학과가 발표하는 SCI급 논문의 수는 세계 3위가 되었다. 죽음을 두려워하지 않고 당신의 영역에서 최선을 다하는 인생 선배들을 만나는 일이 정말 행복하다. 그분들이 타인에게 주는 삶의 의욕과 용기는 권력이나 부로는 절대 얻을 수 없는 것들이다.

나는 살면서 훌륭한 스승을 여러분 만났는데, 이분들은 하나같이 제자들에게 꿈을 보여주셨다. 그중에서도 가장 기억에 남은 분이 장기려 박사님이다. 장기려 박사님과의 만남은 바로 어제 일처럼 생생하다.

신출내기 의사인 내가 처음 외과에 들어섰을 때 가슴이 두근거려서 정신이 없을 정도였다. 뭔가 새로운 일에 도전한다는 기쁨과 약간의 두려움, 경외감 같은 여러 가지 감정이 어지럽게 뒤섞여 있었고, 거기다 훌륭한 의사가 되고 싶다는 열망은 넘치도록 강렬했다.

수술에 참관하던 날, 환자 옆에 선 장기려 박사님은 먼저 기도를 하자고 하셨다. 이 환자의 수술을 안전하게 끝마칠 수 있도록 하나님께 도와달라는 기도였다. 그 간절함에 나는 다시 한번 놀랐다.

"제가 이 환자를 위해 어떤 실수도 하지 않도록 도와주십시오."

박사님의 수술을 곁에서 지켜보는 동안 나는 이분이 타고난 의사라는 직감을 받았다. 정말 남다른 분이었다. 그날의 감동을 나는 지금도 잊을 수 없다.

장기려 박사님은 자신의 삶을 아픈 환자를 돌보는 일에 바치셨다. 부산에 있는 장기려 기념관에서 박사님의 사상과 업적을 조금이나마 알 수 있으며, 이는 훗날 후배들에게도 널리 알려져야 한다.

장기려 박사님은 언제나 조국 통일을 간절히 원하셨다. 전쟁이 터지고 이북에 부인을 두고 온 것이 평생의 한이셨다. 주위 사람들이 아무리 재혼을 권해도 하나님 앞에서 혼인을 약속한 부인을 두고 어떻게 다른 여자와 결혼을 하느냐고 하셨다. 그리고 이북에서 데려온 아들을 홀로 훌륭하게 키우셨다.

장기려 박사님은 서울대 교수로 재직할 당시 후학들에게 깊은 존경을 받으셨다. 그러다 교수직을 그만두고 부산으로 내려가 복음병원에서 일하셨다. 의사지만 선교사로 나갈 사람들을 길러내는 일에 앞장서셨다. 그렇게 만들어진 복음교회는 의사들이 전부 선교사로 활동한다. 그야말로 국경 없는 의사 선교사들이다. 그들은 네팔, 방글라데시, 아프리카 등 세계 곳곳에서 지금도 활발하게 의료봉사를 펼치고 있다. 그곳에 있는 많은 의사들이 장기려 박사님의 뜻을 새기고 따르며 어려운 길을 선택한 것이다.

장기려 박사님은 외과의사로서 부와 명예를 얻을 수 있었지만, 그런 것에 큰 가치를 두지 않았던 분이다. 오로지 환자를 살리는 데만 힘쓰면서 생명의 존귀함에 큰 가치를 부여하셨다. 평소에 너무 검소하게 생활하셨기에 나는 그분을 더욱 존경하게 되었다.

살면서 존경할 수 있는 누군가를 만난다는 것은 큰 축복이다. 그 사람의 모습을 닮고 싶고, 그 사람처럼 되고 싶다는 꿈을 가질 수 있다는 것 또한 축복이다. 우리가 자녀들에게 알려주어야 할 것은 이런 스승을 만나는 길이다. 그리고 그 스승처럼 멋진 선택, 타인을 이롭게 하는 훌륭한 삶을 살아갈 수 있도록 격려하는 일이다. 그것이 자식들에게 건강을 물려주는 길이기도 하다.

생명은
신이 주관하는 영역이다

얼마 전에 한국총회신학교 모임에서 강의를 했다.

"여러분들이야말로 목사라는 직업에 감사하고, 그 직업을 소중하게, 자랑스럽게 생각해야 할 사람들입니다. 여러분은 타인에게 큰 영향을 줄 수 있는 사람들이기 때문입니다."

가만히 고개를 끄덕이는 목사들이 많았다. 한국에는 교회가 엄청나게 많고 목사도 많고 말도 많다. 나는 이름을 얻은 목사들이 자신의 위치를 망각하고 교회를 사업체처럼 경영하기 때문에 여러 불미스러운 사건들이 생기는 것이라고 생각한다. 교회를 자식에게 물려주는 시스템, 높은 단상에 앉아 회장님처럼 뽐내는 모습을 보면 실망스럽다.

"목사나 신부들이 저에게 와서 '나 좀 살려달라'고 합니다. 참 이상하죠? 하나님께 매달려야지, 왜 나에게 살려달라고 할까요?"

생명은 하나님이 관장하는 영역이다. 적어도 나는 그렇다고 생각한다. 종교는 신자에게 신뢰를 줘야 하고 의사는 환자에게 신뢰를 줘야 한다. 젊어서는 내가 좋아하는 건축과 디자인으로 취미도 살리고 사람들에게 기쁨을 주는 일을 하고 싶었다. 하지만 막상 병원에서 죽어가는 환자들을 보니 그들에게 가장 큰 영향력을 줄 수 있는 사람들은 목사였다. 그래서 신학교에서 강의를 하기 시작했다.

의사로서 최선을 다해 병을 치료했는데 애먼 데서 죽는 환자들을 보면 그런 마음이 더 깊어진다. 전라도 시골에서 온 한 할머니가 있었다. 아들이 국가대표 운동선수였다. 식사를 잘하셔서 몸무게가 적당히 늘었고, 덕분에 무사히 항암치료를 끝낼 수 있었다. 암세포의 움직임이 멈춘 것을 확인하고 많은 사람들의 축하를 받으며 퇴원했다. 그런데 아들이 어머니를 모시고 공항으로 가는 도중에 갑자기 원인도 모르게 돌아가셨다. 원인불명으로 돌아가셨지만, 한편으로는 할머니가 가장 행복한 순간에 눈을 감으셨다는 생각도 든다. 거짓말처럼 그렇게 갑자기 죽는 사람들도 많다.

한국에 올 때마다 만나는 옛 환자의 자녀들이 있다. 9년 전 어느 환자와의 약속으로 인연이 계속되고 있다. 그는 당시에 막 50세가 된 남자 환자였는데 나에게 이런 말을 남겼다.

"김 박사님이 한국에 가실 때마다 남아 있는 저희 가족들을 만나

주시면 큰 위로가 될 것 같습니다. 아시겠지만 제가 이제 얼마 남지 않아서요. 집안에 어른이 계셔야 애들이 반듯하게 자랄 텐데…. 김 박사님이라면 제가 안심하고 눈을 감을 수 있을 것 같아요."

그는 아직 10대인 세 아이를 두고 눈을 감으려니 무척 염려가 된 모양이었다. 아이들을 불러 나를 큰아버지로 생각하고 의지하라고 유언하고, 50세의 젊은 나이로 세상을 떠났다. 그 후로 나는 해마다 한국에 갈 때마다 그 아이들과 만나서 교회에서 예배를 본다. 항상 그가 아버지로서 아이들에게 남겨주고 싶었던 것이 무엇일까를 고민하게 된다. 이제 그 아이들은 학교도 잘 마쳤고, 주로 결혼이나 진로 문제를 나와 허심탄회하게 이야기한다. 1년에 두 번씩 만나다 보니, 명절에 만나는 가족 같은 기분마저 든다.

"선생님, 저는 빨리 죽어야 합니다."

K는 이런 말을 하면서도 아무렇지 않게 싱글벙글 웃어 보인다. 레지던트 3년차인 그는 부잣집 외동아들로 태어나 부족함 없이 자랐고, 가족 중에 유일한 크리스천이라고 했다. 그런데 어느 날 마른기침이 나오고 숨이 차서 흉부사진을 찍어보았더니, 우측 종격동에 큰 덩어리가 보였다. CT 촬영을 해보니 10cm 크기의 암 덩어리가 정맥을 누르고 있었다. 어머니는 K를 서둘러 미국으로 보냈고, 2차 의견과 치료를 받기 위해 우리 병원에 온 것이었다.

재검 결과 K는 악성 림프종이었다. 곧바로 항암치료를 시작했다. 그러자 K는 '이제부터 내 꿈은 선교사'라며 병이 나은 후에는 해외 선교활동을 하겠다고 선언했다. 부모 입장에서는 기가 막힐 노릇이었다. 늦은 나이에 얻은 귀한 외동아들이 암에 걸린 것도 청천벽력인데, 병이 나으면 해외에 나가서 선교사가 되겠다고? 마른하늘의 날벼락도 이런 날벼락이 또 있으랴.

K는 나에게 이런 말을 자주 했다.

"선생님, 저는 아무런 부족함 없이 받기만 하고 자랐습니다. 제가 하고 싶은 것만 하고, 보고 싶은 것만 보면서 살았어요. 그런데 암으로 고통을 맛보고부터 많은 게 달라졌어요. 내가 아픔을 경험해보니까 남들이 아픈 것도 보이기 시작했어요. 그래서 남에게 더 친절하게 행동하게 되었고요. 저도 아프지만, 저보다 더 아픈 사람이 있으면 도와주고 싶고요."

K의 마음속에서는 이렇게 좋은 변화가 일어나고 있는데, 왜 K는 죽을 날을 기다린다고 했을까? 그 이유를 물어보니 기가 막혔다.

"저는 선교사가 꿈인데 우리 부모님은 절대 하나님을 안 믿으세요. 저는 하나님이 저를 희생시켜서 우리 부모님을 바꾸려 한다는 생각이 들었어요. 그래서 이 모든 과정이 하나도 무섭지 않고 그저 감사합니다."

K를 지켜보면서 나는 많은 것을 배웠다. '믿으려면 저렇게 믿어야 하는구나' 하고 말이다. 나에게는 그가 보통의 목사보다 훨씬 더 대단한 영향력을 주었다. 결국 K는 튼튼한 체력으로도 치료를 견디지 못하고 세상을 떠났다. 그리고 과연 그의 죽음은 많은 사람들을 변화시켰다. K의 가장 친한 벗이 친구의 뜻을 대신 이루고자 몽골로 선교

활동을 떠났다. 또한 K의 부모 역시 아들의 유언을 흘려듣지 않고 독실한 기독교 신자가 되었다. 그리고 몽골에 도서관을 세우기도 했다. 아들이 살아 있었다면 그런 일을 했을 거라고 하면서. K가 말한 것처럼, K의 희생으로 세 사람은 확실히 바뀌었다.

이렇게 죽을 수 있으면 좋겠다는 생각을 했다. K는 치료를 받는 동안에도 불평하거나 근심하지 않고 항상 싱글벙글했다. 상태가 안 좋을 때도 '갈 시간이 머지 않았다'고, '부모님이 변할 시간이 얼마 남지 않았다'고 행복해했다. 마치 성직자 같았다. 이처럼 죽음을 어떻게 받아들이느냐에 따라 주위 사람을 행복하게 만들기도 하고 절망하게 만들기도 한다.

아버지 묘소에 성묘를 하러 갈 때마다 죽음에 대해 생각하게 된다. 아버지는 가족은 물론 교회 신도들도 죽음 후에 함께 묻힐 계획으로 산 하나를 장만해두셨다. 예전에는 어떤 묘비명을 쓸까 고민했다면, 이제는 육체는 썩어 없어지고 영혼 역시 그곳에 잠들지 않는다는 생각을 한다. 그래서 유언장에 묘를 쓰지 말고 태워서 날려달라는 말을 써두었다. 요즘 세상에 누가 이 먼 곳까지 찾아올까 싶어서다.

죽음 뒤에 남는 것은 '내가 얼마나 행복한 삶, 가치 있는 삶을 살았나?'다. 오직 그것뿐이다. 자신보다는 남을 위해 베풀고 산 사람들의 행복지수가 더 높다는 결과도 있다. 결국 내 가족이 행복하고 내 이웃이 즐거울 수 있도록 돕는 삶이 아름다운 삶이다.

아버지와의 마지막 통화를 떠올릴 때마다, 내가 정신이 맑을 때 더 많은 시간을 자녀들과 나눠야겠다고 생각한다. 나의 자녀와 손자손녀들에게 '어떻게 사는 것이 가치 있는 삶인지'를 충분히 이야기해주고 싶다.

내가 아이들에게 '앞으로 네가 어떻게 살았으면 좋겠다' 하고 '소원'을 얘기하면 아이들은 귀를 기울인다. 부와 명예를 다 내려놓고 생의 마지막을 아름답게 맞이하는 모습을 보여준다면, 그것이야말로 내 후손들에게 내가 줄 수 있는 가장 의미 있는 유산이라고 생각한다.

스쿨버스 운전사 제럴드

　　　　　　　　　　미국에서 오래 생활하다 보니 한국 사람들과는 다른 미국인들의 특이한 점을 하나 발견했다. 자신이 가장 잘나갈 때 그 일을 그만둔다는 것이다. 그래서 한 사람이 한 곳에서 학교장이나 병원장을 5년 이상하는 경우가 거의 없다. 심지어 교회조차 그렇다. 휴스턴에 사는 동안 그곳에서 제일 오래된 교회에 다녔는데, 내가 다니는 동안 목사님이 5번이나 바뀌었다. 대개 30대에 와서 50대에 높은 자리에 오르면 스스로 물러났다. 사실 50대는 그동안 쌓아온 경험 때문에라도 가장 성숙하고 실력이 좋은 나이가 아닌가? 그래서 많은 사람들이 물러나는 목사님을 붙들고 더 있어달라고 청하면 "더 많은 후배들에게 기회를 주려고 합니다. 나는 이제 뒤로 물러나 기도만 하겠습니다." 하고 처음의 뜻을 꺾지 않는다.

병원장 역시 자신이 가장 잘나갈 때 그만둔다. 이유가 뭘까? 내 생각에는 가장 높은 자리에 올라가면 이제부터는 내려갈 일만 남았고 더는 실력을 향상시키기 불가능하다는 것을 깨닫기 때문인 것 같다. 탑이라는 것이 쌓기는 힘들어도 무너지는 것은 한순간이다. 그래서 '박수칠 때 떠나라'는 말이 있는 모양이다.

병원에 있다 보면 많은 사진을 판독하는 것만큼 많은 사람들과 대면한다. 그런데 나이 든 사람의 오만함처럼 보기 흉한 것이 없는 것 같다. 몇몇 종교 지도자와 정치인들을 보면 자기가 아니면 안 된다는 착각들에 빠져 있는 것 같아 안타깝다.

"꼬마야, 너는 커서 뭐가 될래?"

미국의 꼬마들은 장래희망을 물으면 나이가 아무리 어려도 원하는 꿈을 또박또박 이야기한다. 택시 운전기사가 되고 싶다고도 하고, 경찰관이 되고 싶다고도 한다. 스쿨버스를 몰겠다는 아이들도 많다. 특히 스쿨버스를 타기 위해 매일 같은 시간에 줄을 서고 인사를 나누면서, 스쿨버스 운전기사 아저씨가 영웅처럼 느껴지는 모양이다. 이렇게 많은 아이들이 편안하게 학교에 갈수 있도록 도와주는 사람이니 분명히 아주 훌륭한 일을 하는 것이다. 아이들의 이야기를 들어보면, 설령 운전기사의 성격이 나빠도 '내가 크면 더 친절하게 아이들을 태우고 멋지게 다녀야지' 하고 마음먹게 된단다.

"어이, 제럴드! 이제 뭘 하고 살 생각이야?"

"의신, 나는 아이들을 태우고 드넓은 초록들판을 달릴 거야."

오, 이런! 내 친구 제럴드는 물리학과 교수였다. 그런데 어느 날 정년퇴직을 10년 앞두고 교수직을 그만두었다. 바로 자신의 어릴 적 꿈을 이루기 위해서다. 제럴드는 스쿨버스 운전사로 변신했다. 그렇게 50세부터 몰기 시작한 스쿨버스를 지금까지도 몰고 있다. 그에게 어떻게 그런 꿈을 가지게 되었는지 물었다.

"내가 어렸을 때 스쿨버스를 타고 학교에 다녔는데, 아저씨가 영 불친절한 거야. 애들이 떠들면 시끄럽다고 소리 지르고, 인사를 해도 잘 안 받아주고…. 그래서 내가 나중에 커서 스쿨버스 운전기사가 되면 아이들에게 더 친절하게 대해주어야지 하고 생각을 했어."

마음씨 좋은 산타 할아버지처럼 넉넉한 인상의 제럴드는 어린이들을 태우고 집과 학교를 오가는 일에 대해 엄청난 자긍심을 가지고 있었다. 아이들이 안전하게 학교에 오가는 것을 돕는 일은 그 아이들이 좋은 사람이 되는 데 일조하는 것이라면서 말이다.

"헬로우, 닥터 제럴드!"

버스에 오르는 아이들이 새처럼 작은 입을 오므려 제럴드에게 인사를 한다. 미국의 스쿨버스 운전기사들 중에는 제럴드처럼 전직 대학교수나 고위 공무원들도 많다고 한다. 은퇴 후 제2의 직업으로 삼는 것이다. 이들은 직업에 귀천을 따지지 않는다. 오히려 아이들을 안전하게 보호하는 일이니 존엄하게 여긴다. 참 미국인다운 사고라는 생각이 든다. 보이지 않는 곳에서 이처럼 남을 위해 애쓰는 사람들이 많다.

"의신, 우리 다이애나 예쁘죠."

미국인들은 부부가 가정을 꾸리면 늦게라도 아이를 낳고, 낳지 않으면 반드시 입양이라도 한다. 이런 수순이 아주 자연스럽고 당연하다. 엔지니어로 바쁘게 살아가는 마크 부부는 결혼 5년 만에 장애아 다이애나를 입양했다. 뇌병변장애로 똑바로 앉지도 못하는 아이를 물고 빨며 예뻐하는 모습이 영락없는 부모다.

나는 한국 사람들도 아이가 없는 가정에서는 반드시 입양을 통해 한 아이의 삶을 책임질 필요가 있다고 생각한다. 암환자들만 봐도 죽음을 앞두고 어린 자녀를 남기고 가는 문제 때문에 마음고생을 심하게 하는 사람들이 적지 않다. 이런 마음고생 끝에 현명한 결정을 내리는 사람들은 대부분 굳은 심지와 독립적인 기질을 갖고 있다.

"우리 천국에서 만나자. 하나님이 너를 보호해주시니까 어디서든 최선을 다해라. 엄마는 너희가 올 때까지 기다리고 있을게."

엄마가 죽음 앞에서 의연하면, 아이들은 한결 차분해진다.

나는 죽음이나 입양에 관한 그들의 편견 없는 태도를 보면서 한 사람의 사회구성원으로서 자신의 몫을 다하려는 성숙한 모습이 아름답다고 생각했다. 물론 미국이라고 해서 모든 사람이 그렇다는 것은 아니다. 하지만 적어도 책을 읽을 정도의 소양이라면 스스로 자신을 돌보고 이웃의 어려움에 관심을 가져야 마땅하다.

여든이 넘도록 살아보니 결국 인간에게 가장 큰 기쁨을 주는 일은, 필요한 사람에게 도움을 주는 삶이다. 환자에게는 의사가 도움을 주고, 가난한 이에게는 부자가 도움을 주는 일, 사랑할 수 없는 사람을 사랑하는 일이야말로 인간에게 주어진 가장 소중한 미션이 아닐까 생각한다. 왜 도움을 주어야 하는지에 대해 손익을 따지지 않고 도와줄 수 있는 것은 진실한 관계나 종교의 힘이다. 그리고 그 바탕에는 사랑의 힘이 있다. 암을 이기는 힘 역시 이러한 사랑의 힘에서 나온다.

"이 병이 나으면 남은 생을 어려운 사람을 위해 봉사하며 살겠습니다." 이런 간절함으로 목적 있는 삶을 기도한다면 기승을 부리던 암도 그 기세가 수그러들 때가 있다.

개인적으로 MC 고 송해 선생이 텔레비전에 나오면 매번 기분이 좋았다. "그래, 저렇게 살아야지." 하고 무릎을 친다. 사람들을 기쁘게 하는 일을 하니까 그는 늘 건강하고 웃는 얼굴이었다. 전국노래자랑 프로그램을 위해 하루 전날 대중교통을 이용해 지방에 내려가서 지역의 전통시장과 인심을 스케치하고 생방송에 들어갔다고 하니 프로 중의 프로다.

한번은 송해 선생이 고향인 황해도 연주에 다녀온 일이 있었다. 기자가 물어보니 송해 선생은 이렇게 말했다. 이북의 가수들이 매일 군가만 불러서 몹시 실망했다고. '이제 나는 여기 다시는 안 온다' 하고 속으로 마음을 먹었다는 것이다. 그런데 마지막 날 비행기에 오르려고 기다리는데, 함께했던 가수 한 명이 오더니 귀에 대고 "아버님, 남북통일이 되면 나와 황해도에 가서 오늘 못 부른 노래까지 실컷 부릅시다." 이렇게 말했다고 한다. 그 말을 듣고 지금까지 하루도 그날을 생각하지 않은 날이 없었다고 한다. 남북 합동방송이 있고 20년이 훌쩍 넘었지만 계속 준비 중이라고 했다. 그래서인지 2022년 96세로 고인이 될 때까지 정정하게 현역으로 활동했다.

 이처럼 꿈을 갖고 목적이 있는 삶을 사는 사람의 몸에선 좋은 에너지가 나온다. 아니, 우리가 알 수 없는 그 이상의 오묘한 힘이 나온다. 누구나 사는 동안 이런 상태를 유지하는 일이 참 중요하다.

달팽이 걸음으로
삶을 온전히 걸어가라

전 세계적으로 불경기가 지속되고 있는데, 미국도 일부 지역은 경제적으로 아주 안 좋은 현상들이 벌어지고 있다. 실업자와 노숙자가 늘었고, 빚을 갚지 못해 집을 버리고 차로 이동하며 생활하는 가족도 늘었다. 한국도 마찬가지지만 미국에서도 노숙자들은 냉대를 받는다. 대부분 마약을 하는 사람들이고, 이들에게 도움을 주면 다시 약에 손을 댈 거라 생각한다. 내가 봐도 대낮에 사지가 멀쩡한 청년들이 초점 없는 눈으로 길에 널브러져 있는 모습은 그 자체로 고통스럽다. 어쩔 수 없는 상황에 처해 노숙하는 사람들을 받아주는 복지시설이 충분히 갖춰져 있는데도, 이들은 그런 곳에 가지 않는다.

임파선암을 앓던 변호사 윌리엄은 주일마다 이 노숙자들을 찾아가 휴대전화를 빌려주었다. 요금을 충전한 휴대전화로 그리운 사람과 통화할 수 있게 도와주는 것이다.

"지금, 누구 목소리가 가장 듣고 싶니?"

'세상에서 없어져야 할 부류'로 낙인찍힌 자신들에게 1년 넘게 관심을 갖고 말을 걸어주는 윌리엄에게 마약을 하는 아이들이 차츰차츰 속내를 털어놓기 시작했다. 집으로 돌아가고 싶은데 부모님이 받아줄까, 다시 시작하고 싶은데 학교에서 받아줄까, 전과도 있는 나를 사회에서 인정해줄까, 애인이 다시 나에게 돌아와줄까 등등, 그들이 결국 가닿고 싶은 곳에는 언제나 그리운 사람들이 있었다. 윌리엄은 나에게 이렇게 말했다.

"의신, 나는 외면당하는 그 사람들에게 뭔가를 해주고 싶어. 그들이 고맙다고 말하면서 전화기를 돌려주면 마음이 무척 평온해져. 왜 예전엔 몰랐을까?"

윌리엄이 이런 봉사활동을 하는 데는 이유가 있었다. 과거에 그는 돈이 많은 의뢰인만을 가려서 변호를 해주었다고 한다. 항상 부자들의 편에 서서 변호를 하다 보니 노숙자나 소외계층의 사람들에게 몹쓸 짓도 많이 했고, 그것에 대해 늘 죄의식이 있었다고 말했다.

어쨌거나 그의 선행이 노숙자와 가출 청소년들에게 어떤 변화를 얼마나 일으켰는지는 다 듣지 못했다. 1년 후에 암이 재발해 하늘나라로 갔기 때문이다. 사실 재수술을 해보자는 의견도 있었지만 윌리엄은 거절했다.

치료하는 동안 그는 나에게 변호사로 활동할 때의 이야기를 종종 들려주곤 했다. 권력자들에게 마음에도 없는 아부를 했던 것, 클라이언트를 위해 고의적으로 진실을 왜곡하거나 축소해서 소송을 유리하게 끌어간 일들에 대해 양심의 가책을 느낀다고 말했다.

"의신, 나는 일하러 나갈 때 양심을 집에 두고 가도 된다고 생각했어. 그래야 유능한 변호사가 될 수 있다고 생각했지. 그런 생활을 너무 오래 했고, 지금 돌아보니 그게 너무 부끄럽네. 그저 순수하게 환자만 생각하고 걱정해주는 자네가 부러워."

사실 윌리엄을 처음 만난 곳은 병원이 아니라 교회에서였다. 처음 봤을때 그는 굉장히 권위적인 사람이었고 모든 인간관계를 철저히 계산적으로 이어갔다. '비즈니스맨이라서 그런가 보다' 하고 생각했던 기억이 난다. 그런 그의 딱딱한 성격이 암에 걸린 후로 갈수록 온화하고 편안해졌다. 그 모습을 보며 '사람은 60세부터 성숙해진다'는 말이 옳다고 생각했다. 톨스토이는 소설 《이반 일리치의 죽음》에서 '세상을 떠나는 순간에 삶을 헛되이 낭비했다는 후회와 슬픔을 갖지 않도록 살라'는 교훈을 남겼다. 윌리엄 역시 세상을 떠나며 "건강을 지키며 후회 없이 살라."는 말을 나에게 남겼다.

"박사님, 저는 더 치료받기 싫습니다."

4년째 힘든 투병생활을 해온 Y는 섬유회사 경영자로 췌장암 말기였다. 췌장암은 수술과 방사선치료를 계속 받으면 방사선의 영향으로 주변의 다른 장기들이 녹아내려 협착증이 온다. 할 수 없이 장을 자르고 또 자르니, 결국 장이 너무 짧아져 음식이 들어가도 소화가 안 된다. 결국 소장에 튜브를 연결해서 영양분을 주입했다. 입으로 음식을 먹지 못한 채 투병 중이었다. 그런데 이렇게 살면 내가 봐도 삶의 의미가 없어진다.

치료 중단을 선언하는 그를 보며 정말 멋진 사람이라는 생각을 했다. 사회적으로도 어느 정도 성공했고, 삶의 의미를 아는 사람들이 그런 결정을 내린다. 잠시 후에 그가 병실 밖에 있던 아들을 불렀다. 자리를 비켜주려고 했더니 상관없다며 나에게 같이 있어달라 했다. 중요한 유언을 남기려나 보다 생각하고 그 자리에 가만히 서 있었다.

"내가 죽기 전에 꼭 얘기하고 싶은 말이 있다. 절대 네 엄마 같은 여자를 만나면 안 된다."

정말 놀라운 소리가 아닐 수 없었다. 미국까지 함께 와서 간호는 안 하고 매일 쇼핑만 하고 골프만 치러 다니는 아내가 많이 원망스러웠던 모양이다. 부부라고 해도 헛살았다는 느낌이 들 터였다. 부부가 오래 살아도 저렇게 될 수 있구나 싶어 두고두고 잊히지 않는 장면이다.

신체를 잘 알면 사람이 늘 똑같을 수 없다는 것을 알게 된다. 세포는 매번 재생을 거듭한다. 그러기에 어제 만난 사람이 오늘 만난 사람과 같다고 말할 수 없을지 모른다. 행복한 삶은, 어제와 오늘이 다른 사람과 서로 얼마나 잘 맞추며 사느냐에 달려 있다.

"박사님, 저는 취미가 수상스키입니다. 제가 방사선치료를 받아도 취미생활은 여전히 할 수 있는 거죠?"

"아, 그럼 폐활량이 엄청나시겠네요."

"네, 그렇습니다."

수상스키가 취미라는 B는 하필 폐암에 걸려 방사선치료를 기다리고 있었다. 방사선은 말 그대로 몸속의 암세포를 불로 굽는 치료다. 쇠고기를 불에 구워보면 처음에는 말랑하지만, 너무 오래 구우면 점차 딱딱해지는 것을 볼 수 있다. 사람의 몸도 마찬가지여서 방사선을 많이 쬐면 쬘수록 근육이 수축되어 딱딱해진다. 결국 B는 암치료의 경과는 좋았지만, 근육이 굳어져 좋아하는 수상스키를 영원히 타지 못할 지경에 이르렀다.

"박사님, 저는 제 병이 원망스럽습니다. 이대로 두어 번만 치료를 더 받으면 깨끗해질 것 같다고 하셨죠? 하지만 이럴 바엔 살아도 사는 게 아닙니다. 차라리 그냥 죽겠습니다."

방사선치료를 원망하던 B는 결국 치료를 거부하고 죽음을 맞았다. 만약 B가 여러 가지 취미활동을 했더라면 수상스키 하나에 목숨을 걸 필요는 없었을 것이다. '일이 취미'라는 사업가나 '환자 돌보는 게 취미'라는 의사처럼 취미가 빈약한 사람들은 자신이 중요하게 여겨온 한 가지가 무너지면 전체가 쉽사리 무너진다.

이처럼 삶의 의미를 잃은 사람에게 억지로 치료를 강요하는 것은 폭력이기에 의사들은 환자의 뜻을 최대한 존중한다. 하지만 살 수 있는 희망이 있는데도 죽음을 선택하는 사람을 보면 여러모로 마음이 아프다.

가끔 캘리포니아의 여름밤에도 한국의 서늘한 가을 기운이 느껴지곤 한다. 내 몸이 고향에서 보낸 자연의 시간을 기억하는 것 같다. 비가 다녀가고 달팽이 한 마리가 푸른 잎사귀를 열심히 오르고 있다. 누구나 자기 앞의 생을 살아낸다. 그리고 그 의미는 저마다 다르다. 뒤늦게 자신의 생을 반성하고 죽은 윌리엄이나, 잘못된 결혼의 가치관을 자식에게 메시지로 전한 Y, 원하는 삶을 유지할 수 없을 때 미련 없이 남은 생을 접어버린 B까지, 이들은 모두 나에게 남은 시간을 어떻게 잘 살아야 하는지를 알려주었다. 달팽이의 느린 걸음이 유난히 푸르게 반짝이는 이유다.

마치며
환자들이 베풀어준
선물 같은 시간들

"나는 미국으로 가서 몸이 아픈 사람들을 위해 이로운 학문을 익히고 다시 발전시키는 삶을 살려고 합니다. 그 옆에 항상 당신이 있으면 좋겠어요. 함께 가서 듬직한 아들 둘에 당신 닮은 딸 하나 낳고, 미국을 동부에서 시작하여 북부, 중부, 남부, 그리고 서부로 여행하며 삽시다."

미국 유학을 결심하고 고인이 된 아내에게 프러포즈를 했다. 당시 대학교 4학년이었던 아내는 가뜩이나 큰 눈을 동그랗게 뜨고 나를 쳐다보았다. 다행히 그녀가 나의 달콤한 설득에 동조해 45년을 내 곁을 든든하게 지켜주었는데 관절이 약해진 아내를 보조해 아침저녁으로 함께 운동을 했다.

그런데 신기한 일이 있다. 내가 프러포즈를 하면서 했던 모든 말이 씨앗이 되어 원하는 대로 삶이 살아진 것이다. 우리 부부는 순서대로 아들, 딸, 아들을 낳았고, 나는 원하던 방향으로 미국 전역을 돌며 직장을 다녔다. 첫 직장이었던 동부 지역의 존스홉킨스대학교 병원이 메릴랜드주 볼티모어에 있었고, 두 번째 피츠버그대학교 병원은 펜실베이니아주 피츠버그, 세 번째 미네소타대학교 병원은 미네소타주 미니애폴리스, 네 번째 워싱턴대학교 병원은 미주리주 세인트루이스, 다섯 번째 켄터키대학교 병원은 켄터키주 렉싱턴, 여섯 번째 텍사스대학교 엠디 앤더슨 암센터는 텍사스주 휴스턴, 그리고 지금 재직 중인 캘리포니아대학교 병원은 캘리포니아주 얼바인에 있다.

어떻게 이런 일이 일어날 수 있을까? 나를 아는 모든 사람들은, 하나님이 우리 부부의 기도를 잘 들어주어서 그런 거라고 말한다. 하지만 나는 늘 믿음이 부족했기 때문에, 그런 말을 들으면 좀 부끄러워하며 단순히 운이 좋았다고 대답한다. 그래도 이 책을 쓰며 지나온 삶을 돌이켜보니, 내가 지닌 마음자리가 남달랐던 것 같다.

우리의 몸은 생각을 어떻게 하느냐에 따라 다르게 반응한다. 나는 주위의 권유로 예순이 넘은 나이에 골프를 시작했다. 정식으로 골프를 배운 적이 없어서 아직도 자세가 엉성하다. 그런데도 운 좋게 홀인원을 6번이나 했다. 한때 같은 동네에 살았던 프로골퍼 최경주 선수가 이런 나를 보고 늘 신기해했다.

실력도 없는 내가 홀인원을 하는 이유는 단 한 가지다. 골프장에 가면 매번 홀인원을 하겠다고 각오를 다지기 때문이다. 무엇이든 간절히 원하면 이루어진다는 진리를 인생 전반에 걸쳐 경험으로 믿게 되었다. 암도 똑같다. 치유가 되려면 무엇보다 긍정적인 마음으로 간절히 원해야 한다.

그렇게 약혼을 하고 나는 혼자 미국으로 건너왔다. 나는 아내에게 다른 것은 몰라도 결혼반지 하나는 번듯한 것으로 끼워주고 싶어 처음 3년 동안 응급실 아르바이트를 자주 했다. 당시 병원 월급이 1년에 많아야 6,000달러였다. 집 임대료를 내고 차비를 쓰고 나면 수중에 남는 돈이 거의 없었다. 낮에는 병원에서 연수를 받고, 밤에는 야간 응급실에서 일하니 굉장히 피로했다. 하지만 '번듯한 결혼반지'라는 목적이 있어서 그런지 그럭저럭 견딜 만했다. 월남전에서의 응급 상황을 떠올리며 하루하루 무거운 눈꺼풀의 무게를 견뎠다.

그러던 어느 날, 나에게 한 장의 크리스마스 카드가 왔다. 보낸 사람의 이름이 낯설었다. 카드를 열고 읽다 보니 나도 모르게 웃음이 나왔다. 빨간 스웨터에 하얀 얼굴의 소녀 앤이 떠올랐다. 계단에서 굴러 이마가 찢어졌던 다섯 살 소녀 앤은 눈물 콧물 범벅을 해서 내 앞에 앉아 있었다. 20대였던 나는 어린아이를 달래며 이마에 흉터가 남지 않도록 최대한 조심스럽게 가는 실과 바늘로 벌어진 상처를 꿰맸다.

그 크리스마스 카드에는 "선생님 덕분에 내 이마가 여전히 예뻐요."라고 쓰여 있었다. 이렇게 환자들의 감사카드를 받는 날은 하루치 피곤이 거짓말처럼 발밑으로 빠져나간다. 이 작은 카드 한 장이 이역만리 타지에 홀로 있는 나에게, 의사가 되길 참 잘했다는 생각이 들게 해주었다. 앤은 내가 그 병원을 그만둔 뒤에도 응급실 기록으로 나의 주소를 찾아 카드를 보내주는 수고를 아끼지 않았다. 아주 잠깐 스쳤던 그 2시간을 잊지 않고 30년 동안 크리스마스 카드를 보내준 것이다. 그 외에도 꽤 여러 사람이 40년 동안 나의 응급실 아르바이트의 추억을 해마다 상기시켜주었다. 그분들과 앤에게 이 자리를 빌려 감사의 인사를 전한다.

'아, 이 사람이 나에게 정성을 들였구나.'

건네는 사람은 긴가민가하겠지만 받는 사람은 마음을 알 수 있다. 아무리 미국인들이 평소에 '감사인사'를 밥 먹듯이 해도, 진심인지 건성인지는 들어보면 대번에 보인다. 손때 묻은 이 낡은 카드 한 장 한 장이 내 삶의 기록이고 행복이다.

물론 그 20대의 청년은 3년 동안 야간 응급실 아르바이트를 해서 사랑하는 신부의 손에 번듯한 결혼반지를 끼워줄 수 있었다. 그리고 우리 부부의 든든한 아이들이 그 증거가 되었다. 지금 생각하면 무척이나 힘들고 어려웠지만 그때가 아니면 감히 할 수 없었던 일이다.

지난 50여 년 동안 미국의 국립보건원은 천문학적인 연구비를 투자해서 암 정복의 길을 모색해왔다. 하지만 어마어마한 규모의 돈과 인력이 투입되었음에도 불구하고 암환자의 생존은 별로 달라진 게 없다. 그렇다면 이 연구가 얼마나 어렵다는 말인가. 암을 유발하는 환경은 늘 우리 곁에 있고 이제 개개인의 노력뿐 아니라 정부 차원의 진지한 개입이 절실히 요구된다. 암은 워낙 복잡해서 한 개인의 힘으로는 해결이나 예방이 불가능하기 때문이다. 개인과 정부, 양방과 한방, 외과와 내과 등의 긴밀한 협조, 세밀한 공동 작업이 필요하다.

미국의 유명 대학병원에서는 한 지역의 6~7개 병원을 협력병원으로 묶고 연구성과와 그 자료를 공유한다. 그래서 임상테스트를 할 때도 서로 긴밀하게 협력한다. 그야말로 세계적인 추세가 협업이다. 그런데 우리나라 병원은 서로 경쟁하느라 각자가 가진 정보를 나눠 더 크게 쓸 생각을 안 한다. 이제부터라도 젊은 인재들이 함께 머리를 맞대고 서로 협조해 암을 비롯한 여러 질병으로부터 인류를 구하겠다는 사명감을 가져야 한다.

한국에서 온 환자들이 밤 12시까지 전화를 하면 나는 수십 년째 똑같은 얘기, 똑같은 답을 주고 있다. 그들의 불안을 다스려주는 것은 의사로서 당연히 해야 할 일이다. 나는 한 번도 고생스럽다고 생각해본 적이 없는데, 곁에서 지켜보는 아내와 자식들은 내가 사서 고생한다며 건강을 염려한다. 그런데 따지고 보면 평생을 학회와 병원에서 살았어도 몸이 아파 출근을 못 하거나 지각해본 일이 없다.

나는 내가 얼마나 가치 있게 살아왔는가를 내 아이들의 눈으로 확인한다. 부끄럽지만 내 아이들이 나를 진심으로 존경하고 자랑스러워한다는 사실에 행복을 느낀다. 나는 물론 내 아이들도 타인을 위해 애쓰는 삶을 더없이 큰 가치로 여기길 원한다. 의사로서 아픈 환자들을 돌보며 살아왔기에 내 삶은 감사와 보람, 행복 속에 있었다. 내가 환자들에게 뭔가를 해준 것이 아니라 오히려 환자들이 내게 베풀어 준 선물 같은 시간들이었다.

아쉽게도 병이 완치되지 못해 먼저 하늘나라로 간 사람들, 끝까지 희망을 잃지 않고 건강을 회복해 더 나은 삶을 살아가는 사람들 모두 내게는 그 무엇보다 값진 인연들이었다. 그들에게 깊은 감사를 드린다. 앞으로 남은 시간 동안 더 좋은 의사이자 교수가 되기 위해 끝까지 분발하겠다.

캘리포니아 얼바인에서
김의신

암에 지는 사람, 암을 이기는 사람 무병장수 에디션

2013년 11월 15일 초판 1쇄 발행
2025년 5월 14일 개정판 1쇄 ｜ 2025년 6월 26일 4쇄 발행

지은이 김의신
펴낸이 이원주

책임편집 김유경, 강동욱 **디자인** 윤민지
기획개발실 강소라, 박인애, 류지혜, 고정용, 이채은, 최연서
마케팅실 양근모, 권금숙, 양봉호 **온라인홍보팀** 신하은, 현나래, 최혜빈
디자인실 진미나, 정은예 **디지털콘텐츠팀** 최은정 **해외기획팀** 우정민, 배혜림, 정혜인
경영지원실 강신우, 김현우, 이윤재 **제작실** 이진영
펴낸곳 (주)쌤앤파커스 **출판신고** 2006년 9월 25일 제406-2006-000210호
주소 서울시 마포구 월드컵북로 396 누리꿈스퀘어 비즈니스타워 18층
전화 02-6712-9800 **팩스** 02-6712-9810 **이메일** info@smpk.kr

ⓒ 김의신(저작권자와 맺은 특약에 따라 검인을 생략합니다)
ISBN 979-11-94755-19-7 (03510)

- 이 책은 저작권법에 따라 보호받는 저작물이므로 무단전재와 무단복제를 금지하며, 이 책 내용의 전부 또는 일부를 이용하려면 반드시 저작권자와 (주)쌤앤파커스의 서면동의를 받아야 합니다.
- 잘못된 책은 구입하신 서점에서 바꿔드립니다.
- 책값은 뒤표지에 있습니다.

쌤앤파커스(Sam&Parkers)는 독자 여러분의 책에 관한 아이디어와 원고 투고를 설레는 마음으로 기다리고 있습니다. 책으로 엮기를 원하는 아이디어가 있으신 분은 이메일 book@smpk.kr로 간단한 개요와 취지, 연락처 등을 보내주세요. 머뭇거리지 말고 문을 두드리세요. 길이 열립니다.